クロストークから読み解く
周産期メンタルヘルス

[編集]
岡野 禎治　三重大学保健管理センター　教授
鈴木 利人　順天堂大学順天堂越谷病院メンタルクリニック　教授
杉山　隆　愛媛大学大学院医学系研究科産科婦人科学教室　教授
新井 陽子　北里大学看護学部生涯発達看護学　准教授

南山堂

執筆者一覧 （執筆順）

杉山　　隆	愛媛大学大学院医学系研究科産科婦人科学教室　教授
鈴木　利人	順天堂大学順天堂越谷病院メンタルクリニック　教授
渡邉　博幸	千葉大学社会精神保健教育研究センター　特任教授
伊藤　賢伸	順天堂大学医学部精神医学講座　准教授
新井　陽子	北里大学看護学部生涯発達看護学　准教授
岡野　禎治	三重大学保健管理センター　教授
根本　清貴	筑波大学医学医療系臨床医学域精神医学　准教授
林　　昌洋	虎の門病院薬剤部　部長
松島　英介	東京医科歯科大学大学院医歯学総合研究科心療・緩和医療学分野　教授
西園マーハ文	白梅学園大学子ども学部発達臨床学科　教授
菊地　紗耶	東北大学病院精神科　助教
清野　仁美	兵庫医科大学精神科神経科学講座　講師
堀川　直史	埼玉医科大学かわごえクリニックメンタルヘルス科　客員教授
武藤　仁志	東京医科歯科大学医学部附属病院精神科　助教
松岡　裕美	東京医科歯科大学医学部附属病院看護部
竹内　　崇	東京医科歯科大学医学部附属病院精神科　講師
久保田智香	名古屋大学大学院医学系研究科精神医学分野　客員研究員
尾崎　紀夫	名古屋大学大学院医学系研究科精神医学分野　教授
安田　貴昭	埼玉医科大学総合医療センターメンタルクリニック　助教
吉田　敬子	九州大学病院子どものこころの診療部　特任教授
山下　　洋	九州大学病院子どものこころの診療部　特任講師
錦井　友美	国立病院機構長崎病院小児科
鈴宮　寛子	島根県庁健康福祉部　参事／雲南保健所　所長
村瀬由利子	北村メンタルヘルス研究所
北村　俊則	北村メンタルヘルス研究所　所長

序

　今日，周産期のメンタルヘルスは新たな局面を迎えています．その一つに，先端医学の進展に伴って，不妊治療，出生前検査，流産による死別反応などといった準臨床的問題に対するメンタル・サポートが求められていることがあります．一方，最近の周産期精神医療では，発病リスクの高い妊産婦を対象に妊娠早期からエビデンスに基づいた方法による介入に注目が集まっています．

　さて，こうした課題に対応するためには，第一に周産期メンタルヘルスに関与する各専門家の情報の共有（特に母子保健と精神保健）が必要となります．そして，多職種が院内外において連携を通して，妊産婦のケア・プランが共有されなければなりません．さらに，母子の育児・生活の場に関連する社会保健福祉機関などからのアウトリーチ支援の構築も検討しなければなりません．つまり，今日の周産期のメンタルヘルス・ケアは，多職種のマンパワーが緊密な相互連携を保ち，さらに包括的な支援を構築する能力が求められる時代になったといえます．

　そこで，主に総合病院における周産期メンタルヘルスの代表的な架空事例を想定して，それに関与するさまざまな職種の医療保健福祉関係者が，クロストーク（対話形式）による治療を展開するというユニークな企画をもとに本書が作られました．なお，本書は「精神科医×薬剤師クロストークから読み解く精神科薬物療法」（南山堂）から発展して生まれました．

　目的は，クロストークを通じて多職種間連携を容易に習得でき，統合された実践的治療が進展することです．本書は，従来の事例集とは異なった内容です．クロストークの相手は，産科医，精神科医，助産師，看護師，保健師，臨床心理士，精神保健福祉士，新生児医，小児科医などです．また，対話は精神科医×産科医や精神科医×助産師といった1対1のほか，産科医×精神科医×助産師×薬剤師など複数名のクロストークが連続する場合もあり，ダイナミックに展開します．クロストークの方法も，対面式以外に電話やミニカンファレンスなど，さまざまな場面で展開されています．さらに，各領域の専門用語についてはできるだけ解説を入れました．完成して読み直すと，多職種間における実践的な臨床場面の連携の様子が，クロストークによって生き生きと展開され，さながらな醍醐味のある「物語」ができました．また，事例からは，執筆者のこれまでの臨床経験や妊産婦に対する優しいまなざしを彷彿とさせる場面も読み取ることができました．

　本書は，周産期メンタルヘルスの臨床的課題の中で，過去に苦労をされた方，最新の母子精神保健の情報を入手したい方，社会福祉関係との連携がもう一つわからない方に最適の実用書であると思います．

　最後に，本書のユニークな企画と編集に対して，最後まで柔軟で忍耐強いご尽力をいただいた南山堂の山田歩様はじめ皆さまにお礼を申し上げます．また，周産期メンタルヘルスの現場の臨場感あふれる連携の醍醐味を記載していただいた筆者の皆さまに感謝申し上げます．

2016年7月

編者を代表して　岡野 禎治

CONTENTS

第1章 周産期メンタルヘルス概論

1 産科領域　　　　　　　　　　　　　　　　　　　　　　　　　杉山　隆
- 出生前診断とハイリスク妊娠……………………………………………………… 2

2 精神科領域　　　　　　　　　　　　　　鈴木 利人，渡邉 博幸，伊藤 賢伸
- 産褥精神病………………………………………………………………………… 6
- 統合失調症と周産期 －リスクの捉え方と多職種連携協働を中心に－ …… 9
- 気分障害と妊娠…………………………………………………………………… 12
- 妊娠中の向精神薬による薬物療法……………………………………………… 15

3 助産領域　　　　　　　　　　　　　　　　　　　　　　　　　新井 陽子
- 医療機関における妊娠期のケアー助産師外来における支援ー …………… 20
- 産後ケア…………………………………………………………………………… 22
- 医療的にハイリスクな母親の心理的問題……………………………………… 23
- 特定妊婦・虐待…………………………………………………………………… 24

4 妊娠期からのスクリーニングと早期介入　　　　　　　　　　岡野 禎治
- 周産期における介入が必要な背景……………………………………………… 27
- 妊娠前期の精神疾患の予測リスクとその対策………………………………… 29
- 予防と早期介入…………………………………………………………………… 35
- おわりに…………………………………………………………………………… 37

第2章 事例で読み解く周産期メンタルヘルス＜妊娠期編＞

1 妊娠を契機に再燃した統合失調症　　　　　　　　　根本 清貴

1. アリピプラゾールの妊娠への影響 …………………………………… 43
2. 服薬を拒否する患者への対応 ………………………………………… 44
3. 持効性注射剤の妊婦への使用 ………………………………………… 45
4. 医療と地域が連携した育児サポート ………………………………… 46

2 向精神薬を慎重に選択した統合失調症
　　　　　　　　　　　　　鈴木 利人，杉山　隆，林　昌洋，新井 陽子

1. 妊娠初期の向精神薬の選択 …………………………………………… 50
2. 妊娠糖尿病のリスク …………………………………………………… 54
3. 妊娠後期から出産前の向精神薬の選択 ……………………………… 57
4. 向精神薬の投与と授乳の是非 ………………………………………… 59

3 妊娠期における中等症のパニック障害　　　　　　　松島 英介

1. 妊娠初期における中等症のパニック障害への対応 ………………… 63
2. 妊娠初期の薬物療法 …………………………………………………… 65
3. 妊娠中期〜後期の薬物療法が与える影響 …………………………… 68
4. 妊娠後期の薬物療法が与える影響 …………………………………… 70

4 妊娠中の重症の強迫性障害　　　　　　　　　　　　岡野 禎治

1. 妊娠期の強迫性障害への対応 ………………………………………… 74
2. 強迫性障害が母体に与える影響と妊娠期の薬物療法 ……………… 78
3. 医療ソーシャルワーカーと保健師による家庭訪問の活用 ………… 80
4. 分娩前後の薬物療法 …………………………………………………… 82

5　妊娠期からの摂食障害　　西園マーハ文

- 1　摂食障害とは……………………………………………………………………… 87
- 2　妊娠期の摂食障害………………………………………………………………… 89
- 3　心理面での援助・子育ての援助………………………………………………… 93

6　妊娠・出産を経験したパーソナリティ障害　　菊地 紗耶

- 1　妊娠期の境界性パーソナリティ障害への対応………………………………… 97
- 2　妊娠中・産後の薬物療法………………………………………………………… 98
- 3　患者情報の共有と今後の対策の検討…………………………………………… 100
- 4　育児中の衝動行為への対応……………………………………………………… 101

7　周産期に受けた身体的・性的・心理的暴力　　清野 仁美

- 1　医療者が妊産婦の暴力被害に気付いたときの初期対応……………………… 104
- 2　妊婦に対するIPVのスクリーニング…………………………………………… 106
- 3　IPV被害女性，パートナーの臨床像…………………………………………… 109
- 4　IPV被害女性の家庭・社会的背景を考慮した対応…………………………… 111
- 5　医療機関と地域支援機関との連携……………………………………………… 113

8　不妊治療中に発症したうつ病　　堀川 直史

- 1　不妊治療とうつ病………………………………………………………………… 119
- 2　不妊治療の終結と精神症状……………………………………………………… 127

第3章 事例で読み解く周産期メンタルヘルス＜産後編＞

1 緊急入院を要する産褥精神病
武藤 仁志，松岡 裕美，竹内 崇

1. 産褥精神病への対応 …………………………………………………… 133
2. 保健師と連携した地域支援 …………………………………………… 137
3. 産後の薬物療法の説明と処方薬の決定 ……………………………… 138

2 地域で支える産後うつ病－多職種ミーティングの活用－
渡邉 博幸

1. 初期介入の検討 ………………………………………………………… 143
2. 出産後の支援の方向性を共有する …………………………………… 148
3. おわりに ………………………………………………………………… 150

3 産褥期に再発して入院に至った双極性障害
久保田 智香，尾崎 紀夫

1. 双極性障害とは ………………………………………………………… 154
2. 診断のために注意すべき症状・再発リスクが高い時期 …………… 155
3. 双極性障害の薬物療法 ………………………………………………… 156
4. 薬物療法と授乳 ………………………………………………………… 158
5. 双極性障害における心理的変化 ……………………………………… 161
6. 安心して妊娠・出産・育児ができるように ………………………… 162

4 双極性障害へ診断変更された産後うつ病
安田 貴昭

1. 産科から精神科への紹介 ……………………………………………… 166
2. 精神障害合併妊婦の妊娠・分娩管理 ………………………………… 167
3. 躁症状の疑い …………………………………………………………… 168
4. 双極性障害の薬物療法 ………………………………………………… 170
5. 切迫早産と躁症状の悪化，産科病棟への入院 ……………………… 173
6. 産後うつ病と双極性障害 ……………………………………………… 175

5 ボンディング障害

吉田 敬子, 山下 洋, 錦井 友美, 鈴宮 寛子

1. ボンディング障害とは ……………………………………………… 178
2. ボンディング障害と産後うつ病との関連 ………………………… 183
3. サポートの実践 ……………………………………………………… 187
4. おわりに ……………………………………………………………… 189

6 死産経験から発症した悲哀

村瀬 由利子, 北村 俊則

1. 悲哀反応の診断・評価と対応 ……………………………………… 193
2. 悲哀反応と対処行動の性差 ………………………………………… 196
3. 悲哀過程と対人関係の変化 ………………………………………… 198
4. 死別体験からのposttraumatic growth …………………………… 200

索引 ……………………………………………………………………… 205

第 1 章

周産期メンタルヘルス概論

I 周産期メンタルヘルス概論

産科領域

出生前診断とハイリスク妊娠

　妊娠中に生じる生理的あるいは精神的変化は，妊婦の不安やうつ病のような精神疾患に影響を与えることが知られている[1]．したがって，既往に精神疾患のない妊婦の場合でも，流産，死産および身体疾患によって精神的変調をきたすことが想定できる．さらに，妊娠中に施行される母体血や羊水を用いた胎児染色体検査，胎児超音波検査などによる出生前診断は，妊婦にとって精神的外傷として精神的苦痛の原因となることが知られている[2-4]．

　ハイリスク妊娠とは，母体に基礎疾患があるような合併症妊娠（糖尿病，高血圧症，腎疾患，自己免疫疾患，血液疾患，神経疾患，消化器疾患，精神疾患などのみならず，高齢・若年妊婦，肥満女性など）を含め，妊娠による合併症（異所性妊娠，切迫流産，流産，切迫早産，早産，前期破水，妊娠糖尿病，妊娠高血圧症候群，前置胎盤，常位胎盤早期剥離など），胎児に異常〔形態異常（先天奇形），胎児発育不全，多胎など〕が認められ，母体に妊娠中あるいは出生後早期に医療介入が必要となる可能性が高い妊娠のことを言う．ハイリスク妊娠は，母体のストレス，不安，うつと関連し，その頻度は40％にも及ぶことが報告されている[5,6]．また，ハイリスク妊娠では，妊婦の児への愛着が低下することにも留意すべきである[7]．

　出生前診断は，妊娠中に施行される母体の血液検査や胎児超音波検査，絨毛・羊水を用いた染色体検査などにより施行されるものであり，胎児異常が発見された時点でハイリスク妊娠（母児に合併症や異常があり，治療介入が必要である妊娠）として取り扱われる．したがって本項では，出生前診断とハイリスク妊娠を一括りにして，メンタルヘルスとの関連について解説したい．

■ 胎児超音波検査による胎児スクリーニング

　妊娠初期から中期における，主として染色体異常を目的とした非侵襲的出生前スクリーニング検査（胎児超音波検査）は，頻繁に行われるようになってきた．本検査は，妊婦および配偶者に精神的インパクトを与えることが知られている[4]．精神的インパクトの中でも不安が一番多いとされているが，検査が陰性であると軽減することも示されている[8]．妊娠前よりうつ病を合併している場合も同様の結果であること[9]，妊娠後期における妊婦の抑うつ状態は，児への愛着低下と関連することが報告されている[10]．したがって，胎児異常が明らかとなった場合には，母親や配偶者をサポートする体制が必要であることが示唆される．一方で，妊娠中の胎児スクリーニングは，母親の児への愛着を有意に高めることも示されている[11]．母親が超音波検査によりリアル

タイムにわが子である胎児の元気な姿を知ることができるからかもしれない[12]．

また，不妊治療として体外受精などの生殖補助技術（assisted reproductive technology；ART）により妊娠に至った症例では，自然妊娠例より不安が強いことが予想されるが，Udry-Jørgensen らは ART 群と自然妊娠群における妊娠初期の胎児ダウン症に対するスクリーニング検査前後の精神状態の比較検討を行った．具体的には，妊娠初期（12 週）に胎児の後頸部液体貯留（nuchal translucency；NT）および血液検査によりダウン症のスクリーニングを行い，結果が陽性の場合，診断検査である絨毛あるいは羊水を用いた染色体検査を行う方法を実施し，14 週に最終結果を知らせるというものである．その結果，検査の前後で不安，うつ，愛着に関する指標は両群間で差を認めなかったが，ART 群で不安を認めた症例は，有意に検査後に軽減し，不安を認めた症例では，群に関わらずうつ病と児への愛着低下の頻度が高かった[13]．すなわち，ART 群の女性は，不安があっても検査により，不妊治療の間に思いつめた不安が解除される可能性が示唆されるとともに，妊娠中に不安を示す女性に対する支援が重要であることが示唆される．

■ 胎児異常

出生前診断により胎児の異常が発見され，その異常が両親に説明される際，医療者は先天異常による手術の可能性や新生児集中治療室（NICU）における管理の必要性，子宮内胎児死亡や新生児死亡の可能性を説明する場合がある．その際，診断の告知は両親にとって精神的外傷として影響を与えることが知られている[14,15]．また，Cole らは，胎児異常を告知されると，19% の母親と 13% の父親が心的外傷後ストレス症候群を生じ，23% の母親と 14% の父親がうつ病スクリーニングで陽性となること，両親が若いほどそれらのリスクが高いことを報告している[16]．

一絨毛膜性双胎では，子宮内で二児が胎盤を共有するため，一児の胎児発育不全や子宮内胎児死亡の可能性，双胎間輸血症候群（twin-to-twin-transfusion syndrome；TTTS）が生じる可能性があり，二絨毛膜性双胎よりもそれらの頻度は高い．TTTS は，一絨毛膜性双胎の約 15% に発症し，胎盤を共有する二児間で血液の供血，受血が起こり，供血児は虚血により腎不全・心不全を，受血児は多血により胎児水腫を介して心不全を生じる可能性がある予後不良な疾患である．フランスの胎児治療チームは，TTTS を合併した一絨毛膜性双胎の母親と，TTTS などの合併症を認めなかった一絨毛膜性双胎や二絨毛膜性双胎の母親に児への愛着や PTSD，不安やうつに関する調査を施行した．その結果，妊娠中の TTTS の経験が PTSD の高いリスク要因となることが明らかとなり，これらの妊婦への精神的支援が必要であることが示唆された[17]．

臨床現場においては，胎児異常の説明を行う際，産科医，小児科医，看護職員を含め，臨床心理士などによる多職種間のチームで対応することが望ましく，妊婦の精神状態によっては精神科医の受診を考慮する必要があろう．

■ 母体のうつ病と周産期合併症との関連

最近の 10 年間のレビューによると，妊娠中のうつ病は，早産や胎児発育不全，妊娠高血圧腎症と関連することが報告されている[18]．

妊娠中にうつ症状があることや，うつ病に対する治療がなされている妊婦と早産の関連が報告されている[19]．また，より最近のスウェーデンのコホート研究では，妊娠前 1 年以内の発症の母

親のみならず父親のうつ病も早産と関連することを報告している[20]．

また，妊娠中の母体精神疾患（うつ病，不安症，パニック障害など）は，抗うつ薬の服用に関わらず子宮内胎児発育不全と関連するが，既往があるものの妊娠中は落ち着いていた妊婦の場合，子宮内胎児発育不全との関連はないことが報告されており興味深い[21]．

これらの報告より，妊娠中は，母親のみならず父親のメンタルヘルスも妊娠予後に影響を与える可能性があるので，両親の精神状態を維持するために多職種間チーム連携による医療者の関わりや専門医による観察が必要であると考えられる．また，妊娠前に精神疾患が認められる場合，落ち着いた状態での妊娠が望ましいと考えられる．

■糖尿病合併妊娠と精神疾患

妊娠糖尿病や糖尿病合併妊娠は，頻度が高いハイリスク妊娠として知られている．Marquesimらは，耐糖能異常合併妊婦と正常耐糖能妊婦について，妊娠初期と分娩直前におけるうつや不安に関する比較検討を行った．その結果，妊娠初期では，耐糖能異常合併妊婦でより重症の不安状態の頻度が高いものの，妊娠期間中，耐糖能の程度に関わらず中等度不安や軽度うつ状態にあることが判明した[22]．妊娠初期の高血糖は胎児の先天奇形と関連するため，先天奇形に対する不安が強くなる可能性が考えられる．したがって，妊娠初期の血糖値が高い妊婦に対して先天奇形の可能性を説明する際には十分に配慮する必要がある．一方，不安や軽度うつは妊娠中に一般的に生じる現象であり，基礎疾患の合併とは関連がないとする報告があるが[23,24]，妊婦のメンタルヘルスには留意すべきであると思われる．

（杉山　隆）

引用文献

1) Consonni EB, et al: A multidisciplinary program of preparation for childbirth and motherhood: maternal anxiety and perinatal outcomes. Reprod Health, 7: 28, 2010.
2) Eurenius K, et al: Perception of information, expectations and experiences among women and their partners attending a second-trimester routine ultrasound scan. Ultrasound Obstet Gynecol, 9: 86-90, 1997.
3) Kowalcek I: Stress and anxiety associated with prenatal diagnosis. Best Pract Res Clin Obstet Gynaecol, 21: 221-228, 2007.
4) Api O, et al: Anxiety scores before and after genetic sonogram. Arch Gynecol Obstet, 280: 553-558, 2009.
5) Maloni JA, et al: Measurement of antepartum depressive symptoms during high-risk pregnancy. Res Nurs Health, 28: 16-26, 2005.
6) Gupton A, et al: Bed rest from the perspective of the high-risk pregnant woman. J Obstet Gynecol Neonatal Nurs, 26: 423-430, 1997.
7) Erickson M: Predictors of maternal-fetal attachment: An integrative review. Worldviews Evid Based Nurs Presents Arch Online J Knowl Synth Nurs, E3: 56-72, 1996.
8) Nakić Radoš S, et al: The psychological effects of prenatal diagnostic procedures: maternal anxiety before and after invasive and noninvasive procedures. Prenat Diagn, 33: 1194-2000, 2013.
9) Kowalcek I, et al: Depressive reactions and stress related to prenatal medicine procedures. Ultrasound Obstet Gynecol, 19: 18-23, 2002.
10) Goecke TW, et al: The association of prenatal attachment and perinatal factors with pre- and postpartum depression in first-time mothers. Arch Gynecol Obstet, 286: 309-316, 2012.

11) Yarcheski A, et al: A meta-analytic study of predictors of maternal-fetal attachment. Int J Nurs Stud, 46: 708-715, 2009.
12) Sandbrook SP, et al: Maternal-fetal attachment: searching for a new definition. Neuro Endocrinol Lett, 25: 169-182, 2004.
13) Udry-Jørgensen L, et al: Anxiety, depression, and attachment before and after the first-trimester screening for Down syndrome: comparing couples who undergo ART with those who conceive spontaneously. Prenat Diagn, 35: 1287-1293, 2015.
14) Rychik J, et al: Maternal psychological stress after prenatal diagnosis of congenital heart disease. J Pediatr, 162: 302-307, 2013.
15) Josefsson A, et al: Obstetric, somatic, and demographic risk factors for postpartum depression symptoms. Obstet Gynecol, 99: 223-228, 2002.
16) Cole JC, et al: Identifying expectant parents at risk for psychological distress in response to a confirmed fetal abnormality. Arch Womens Ment Health, 19: 443-453, 2016.
17) Beauquier-Maccotta B, et al: Impact of Monochorionicity and Twin to Twin Transfusion Syndrome on Prenatal Attachment, Post Traumatic Stress Disorder, Anxiety and Depressive Symptoms. PLoS One, 11: e0145649, 2016.
18) Lefkovics E, et al: Impact of maternal depression on pregnancies and on early attachment. Infant Ment Health J, 35: 354-365, 2014.
19) Accortt EE, et al: Prenatal depression and adverse birth outcomes: an updated systematic review. Matern Child Health J, 19: 1306-1337, 2015.
20) Liu C, et al: Prenatal parental depression and preterm birth: a national cohort study. BJOG, *in press*.
21) Ciesielski TH, et al: Maternal psychiatric disease and epigenetic evidence suggest a common biology for poor fetal growth. BMC Pregnancy Childbirth, 15: 192, 2015.
22) Marquesim NA, et al: Depression and anxiety in pregnant women with diabetes or mild hyperglycemia. Arch Gynecol Obstet, 293: 833-837, 2016.
23) Chida Y, et al: An association of adverse psychosocial factors with diabetes mellitus. a meta-analytic review of longitudinal cohort studies. Diabetologia, 51: 2168-2178, 2008.
24) Bradley C, et al: Patient perception of diabetes and diabetes therapy: assessing quality of life. Diabetes Metab Res Rev, 10: S64-S69, 2002.

I 周産期メンタルヘルス概論

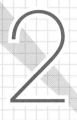

精神科領域

妊娠期，産褥期は，心理的，社会的，生物学的にさまざまな変動が生じる時期である．特に出産後のいわゆる産褥期は性ホルモンの急激な変動が生じる時期であると同時に，育児という新たな母子関係の役割意識のもとでさまざまな困難に対応する時期でもあり，心理的，社会的なストレスを受ける．本項では，周産期に特有な精神疾患の特徴について概説する．

産褥精神病

■ 疾患分類上の問題

産褥期とは，分娩後，妊娠や分娩によってもたらされた身体的変化から子宮が妊娠していないときの月経再開（子宮復古）の状態に戻るまでの期間を指す．通常，分娩後6～8週間くらいまでを指し，この期間に生じる比較的重症な精神病状態の総称を産褥精神病あるいは産後精神病と言う．この疾患概念や分類は，現在も議論の余地が残されている．かつてはその成因過程や臨床像の特徴，分娩との時間的関連性などから独自の病態と考えられた時期もあった．しかし2000年以降の米国精神医学会による精神科診断基準に注目すると，DSM-IV-TR（精神疾患の診断・統計マニュアル）[1]では，産褥精神病は「特定不能の精神病性障害」の中に「産後精神病で，特定の精神病性基準を満たさない疾患」，あるいは「短期精神病性障害」の中に「周産期発症」と2つの分野に記載があるが，2013年のDSM-5による改訂[2]では疾患カテゴリーの独立性は否定され，後者の記載に留められている．つまり，さまざまな精神障害，例えば統合失調症や双極性障害，特定不能の精神病性障害などが産褥期に発症したに過ぎないとの立場にある[3-5]．これは「産褥または産後」という特定用語を使用する根拠が極めて乏しいとの主張が反映されている．

一方，世界保健機関（World Health Organization; WHO）の国際疾病分類第10改訂版（ICD-10）[6]では，歴史的にヨーロッパにおける産褥精神病に対する関心の高さの影響もあり[7]，F53コードとして「産褥に関連した精神および行動の障害」が設けられているが，産褥精神病の疾患独立性を支持するまでには至っていない．このコードは病態が統合失調症や双極性障害に該当しないことが条件であり，除外診断的要素が強い．

疾患の独立性に関する議論もさることながら，いずれにせよ「産褥精神病，産後精神病」という概念は国内外でも臨床レベルでは広く認知され使用されていることは否定できない．そこで，最近の産褥精神病に関する国内外の総論[3-5,8-10]を踏まえ，その特徴を概説する．

■ 疾患を特徴付ける諸要因

時間的関連性

産褥精神病の出現頻度は1,000回の出産に対して1～2回と言われ，特に双極性障害の患者や過去に産褥精神病の既往のある患者では発症のリスクは高いと指摘されている．Boyceら[3]は，産褥精神病の特徴をいくつか挙げている．第一は，分娩との時間的関連性である．DSM-IV-TRでは，分娩後4週以内，ICD-10では6週以内に発症する精神病状態を診断基準としている．Heronら[11]の後方視的研究では，およそ7割の患者が分娩後1週間以内に発症しており，早ければ分娩後数日以内に発症することもある．この発症リスクの高い時期を治療者が認識することにより，早期に治療に取り組むことが可能となる．

病因

主に環境的なストレス因子とホルモンバランスの乱れという心理的，生物学的要因が示されている．出産，育児に関わるさまざまな心理的要因は産褥精神病だけではなく，産後うつ病にも大きな影響を与える．産褥精神病の発症リスクに関連して，産科的要因（妊娠合併症，分娩合併症，妊娠週数，帝王切開，児の性別など）がいろいろと検討されてきたが，この中で初産や帝王切開がリスクを高めると言われている[4,8]．初産のリスクの背景は明らかではないが，初産婦と経産婦の間のホルモン動態や心理的ストレスに相違があると推察され，心理的負荷の増大が発症に関与している可能性がある[12]．一方，産後はエストロゲンやプロゲステロンなどの女性ホルモン濃度が著明に減少する．エストロゲンは妊娠中の1/20にまで低下する．しかし，産褥精神病患者が異常なホルモン変動を起こすというより，正常なホルモン変動に対する脆弱性を有している可能性が指摘されている．例えば，この変化が精神病発症に関連の深いドパミン過感受性に影響を与えるとの指摘もある[3]．生物学的には，ホルモン変動だけではなく遺伝的関与も指摘されている[10]．特定されていないが，双極性障害の家族歴を有する患者や産褥精神病の既往のある患者でリスクが高まることから，疾患脆弱性の存在とそれに関連する遺伝的多型性の存在が研究されている．

臨床的病像

産褥精神病にはいくつかの特異な病像が挙げられる．ほぼ前駆症状がない急性の発症であること，病像の悪化が急速であること，症状は非常に動揺性であり感情の波が激しいことである[4,9]．そして，具体的症状に注目すると，典型的な統合失調症や双極性障害の病像とは異なる興奮状態を示すこと，病像が精神病像と躁病像またはうつ病像の混合が多いこと，そして，このほかに激しい興奮を呈するカタトニア様症状，錯乱，被転導性の高さ，情動易変性，意識混濁を伴うせん妄等を呈することなど，症状に多様性があることが挙げられている．このほかWisnerら[13]は，「認知機能解体精神病（cognitive disorganization psychosis）」と称し，非分娩時には見られない特有の精神病状態を指摘している．すなわち，認知機能障害，奇異な行動，解体した思考，関係妄想，被害妄想，病識欠如，加害念慮，多彩な知覚に関連する幻覚などが観察される[9]といい，統合失調感情障害や双極性障害などの感情病性精神病とせん妄の混合像として捉えられるという．また岡崎[7]は，産褥精神病は非産褥期にも半数以上が再発するが，錯乱は有意に減るといい，こ

の時期に出現する傾向の高い状態像が存在すると指摘している．以上のように，多形性のある病像の特徴から，疾患の独立性が議論されてきた．

このような病像を呈する可能性のある疾患として，中枢神経系疾患や身体疾患による症状性精神病もあり，これらの存在の有無を精査して除外する必要がある．特に脳炎や甲状腺疾患，下垂体壊死に伴うシーハン症候群に注意が必要である．

病像のもう一つの特徴として，抑うつ的，妄想的な状態で患者自身または児を傷つけるのではないかとの考えが浮かぶことがある[10,14]．児に対して，「子どもを育てたくない」「愛せない」という考えが支配したり，「子どもは死んでしまった」という妄想や「子どもを殺せ」など幻聴が出現して行動を起こすことがある．自殺や嬰児殺しのリスクを念頭に置き，適切な対応が求められる．以上のような症状の重症度から，分娩後1ヵ月以内に産褥精神病で入院する割合は，妊娠前の頻度と比較しておよそ7倍高いとの報告がある[12]．

治療

発症リスクの高い患者には，予防対策として産後に環境調整や注意深い観察，手厚いケアを行う方が良い[15]．薬物療法は予防的投与と治療的投与がある[8,9,15]．炭酸リチウムの予防効果はエビデンスレベルが高く，再発予防のリスクを有意に低下させる[8]．しかし産前からの投与は，母体の分娩前後の体液変動が大きいことから炭酸リチウムの適切な血中濃度の維持が難しい．このため産後からの投与は検討する価値はあるとされる[10]．一方，その他の気分安定薬や抗精神病薬，ホルモン治療の予防効果は十分には確立されていない．

発症後の治療では，他の精神病疾患との鑑別を行い精神症状の特徴を検討した上で炭酸リチウム，気分安定薬，抗精神病薬，ベンゾジアゼピン系薬剤の中から治療薬を選択する．しばしば精神症状が重症となるため，精神科に入院して薬物療法を行うことが多い．薬物療法が有効でないとき，あるいは緊急性を有するときには修正型電気けいれん療法（modified electroconvulsive therapy；mECT）を選択し有効であるとの報告もある[4,8,10]．一方，抗うつ薬は推奨されない[10,15]．授乳と薬物療法の問題については紙面の都合上割愛するが，関連書籍[16]を参照されたい．

予後

短期的には，完全寛解して予後は良好である．しかし長期的には，次回の妊娠時の再発率が50％以上であることから注意が必要である[8]．双極性障害患者に似た長期的予後も指摘され，産褥期と非産褥期を含めると，再発率はおよそ75％に上るとの報告がある[17]．したがって，産褥期はもちろんのこと，非産褥期においても再発の予防が重要であり，疾患の心理教育やストレスを軽減する生活の工夫が求められる．

（鈴木 利人）

引用文献

1) 高橋三郎ほか訳：DSM-IV-TR 精神疾患の診断・統計マニュアル新訂版．医学書院, 2011.
2) 日本精神神経学会監：DSM-5 精神疾患の診断・統計マニュアル．医学書院, 2014.
3) Boyce P, et al: Puerperal psychosis. Arch Womens Ment Health, 13: 45-47, 2010.

4) Jones I, et al: Bipolar disorder, affective psychosis, and schizophrenia in pregnancy and the post-partum period. Lancet, 384: 1789-1799, 2014.
5) 岡野禎治：産褥期の急性精神病の特徴について. 精神科救急, 16: 42-46, 2013.
6) 融 道男ほか監訳：ICD-10 精神および行動の障害 臨床記述と診断ガイドライン（新訂版）. 医学書院, 2005.
7) 岡崎祐士：産褥期精神障害. 加藤正明ほか編, 新版精神医学事典, pp 272-273, 弘文堂, 1993.
8) Doucet S, et al: Differentiation and clinical implications of postpartum depression and postpartum psychosis. J Obstet Gynecol Neonatal Nurs, 38: 269-279, 2009.
9) Sit D, et al: A review of postpartum psychosis. J Womens Health, 15: 352-368, 2006.
10) Spinelli MG: Postpartum psychosis: Detection of risk and management. Am J Psychiatry, 166: 405-408, 2009.
11) Heron J, et al: Early postpartum symptoms in puerperal psychosis. BJOG, 115: 348-353, 2008.
12) Kendell RE, et al: Epidemiology of puerperal psychosis. Br J Psychiatry, 150: 662-673, 1987.
13) Wisner KL, et al: Symptomatology of affective and psychotic illness related to childbearing. J Affect Disord, 30: 77-87, 1994.
14) 井上令一ほか監訳：産後精神病. カプラン臨床精神医学テキスト DSM-IV-TR 診断基準の臨床への展開, pp 572-574, メディカル・サイエンス・インターナショナル, 2010.
15) 伊藤賢伸：産褥精神病.「精神科治療学」編集委員会編, 精神科治療における処方ガイドブック, pp 55-57, 星和書店, 2015.
16) 伊藤真也ほか編：向精神薬と妊娠・授乳. 南山堂, 2014.
17) Robling SA, et al: Long-term outcome of severe puerperal psychiatric illness: A 23 year follow-up study. Psychol Med, 30: 1263-1271, 2000.

統合失調症と周産期 －リスクの捉え方と多職種連携協働を中心に－

統合失調症女性の妊娠・出産を支援する必要性

　最近までは，社会参加や脱施設化が進んだ国でも，統合失調症女性の妊娠出産機会は一般女性と比べると低い水準であった．例えば，カナダ・オンタリオ州のデータベースによると，1999年の統合失調症女性と一般健常女性との総出生率（15〜49歳の女性1,000人あたりの出生率）を比較すると，前者は後者の30％となっている．しかし，2009年の比較では41％に上昇し，特に20〜24歳の若年成人層で93％と，ほとんど差がなくなっている[1]．この上昇の背景としては，統合失調症の軽症化や早期受療による外来完結型の治療が主流となり，就学・就労，新たな対人交流など，通常の若者の生活スタイルを続けるための心理社会的支援の普及，また，性周期に影響を与えにくい新規抗精神病薬主体の薬物療法へのパラダイムシフトもあって，女性患者の結婚や妊娠機会が増えたことが想定できる．

　しかし，このことを手放しでは喜べない，精神医療－周産期医療の連携困難の実情がある．安定したパートナーや十分な生活基盤を確立する前での望まない妊娠や，妊娠中の不適切な健康管理や医療利用リテラシーの低さによる出産のハイリスク化，精神科・産科医療へのアクセスの困難さ，出産後の精神症状再燃と養育困難の問題など，母子保健－精神保健双方にとって，困難事例化していく要素をいくつも孕んでいる（図1-1）．

統合失調症患者の周産期合併症リスク

　統合失調症患者の胎児や新生児の合併症として，子宮内胎児発育不全，低出生体重，死産，新生児死亡の増加[2]や，胎盤早期剥離などの妊娠中の母体側の合併症，新生児仮死や心血管系奇形

の頻度の増加[3]が報告されている．しかし，これらの結果については，統合失調症女性の妊娠中の喫煙率やシングルマザー率が高いことなど，健康管理や生活環境に起因する可能性を念頭に置いて検討する必要がある[2]．

■ 統合失調症薬物療法と周産期リスク

他項で論じられるため，本稿では簡述するに留める．まず，薬剤の影響を結論する上で多くの限界がある．先行知見も事例報告を基にしたものやコホート研究に限られ，疾患そのものによる影響や環境要因と切り分けて薬剤とリスクとの関連を結論付けるのは極めて難しい．

2013年に報告された前向きコホート研究の結果では，第二世代抗精神病薬（second-generation antipsychotics; SGA）服用妊婦群561例，第一世代抗精神病薬（first-generation antipsychotics; FGA）服用妊婦群284例，胎児への悪影響がない薬剤を服用している妊婦（対照）群1,122例の比較で，SGA群では心血管系奇形がFGA群，対照群より多く認められたが，先天奇形全体としては3群で差がなかった．FGA群は，先天奇形では対照群と差がなかったが，早産や低出生体重児の頻度が高かった[4]．しかし，これらの結果も，もともとSGA群やFGA群では妊娠中の喫煙率や飲酒率が比較群より高率であったことが影響している可能性がある．最近の知見をまとめたレビューでも，抗精神病薬の母児への影響は明確に結論付けられないとしているものの[5]，SGA服用により妊娠糖尿病や巨頭症児，過体重児が増加すると報告している．これらは遷延分娩や帝王切開などのリスクに直結するため，分娩期の産科的管理がより厳密になる．

また，抗精神病薬を服用している母親から生まれた新生児147例の中で，37％に呼吸器系合併症，15％に離脱症候群を呈し，43％で特別の新生児ケアや集中管理を必要としたという最近の報告もある[6]．

■ 産褥期の精神症状再燃のリスク

分娩後の最初の3ヵ月間が再燃の危険性が最も高い時期と言われる[7]．この時期の母親の精神症状の悪化によって母子の良好なスキンシップが取れない場合，児の認知機能発達遅延や愛着形成不全が生じる可能性がある．また，児の安全確保や哺育，予防接種・健診受診などの地域保健制度の利用がおろそかになり，児童虐待に繋がるおそれがある．

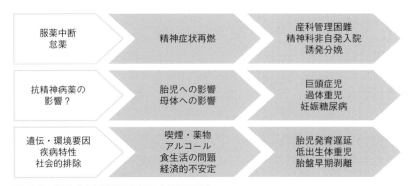

図1-1　統合失調症妊娠のリスク要因の例

■ 統合失調症女性の妊娠・産後をどのように支えるか？

前述のように，統合失調症女性の妊娠・出産はその疾病性が母子保健に関わる健康問題をもたらし，健康問題が更に精神症状を悪化させる悪循環サイクルに入りやすい．その結果，精神科的にも産科的にも管理困難に陥ることとなり，生理学的，薬理学的，心理的，社会環境など多くの専門領域から包括的な支援を提供する必要が生じる（表1-1）．また，当事者本人が，時期に即

表1-1 周産期における包括的支援

職種	妊娠期	分娩期	産褥期
産婦人科医 助産師	・健診 ・胎児モニタリング ・産科的合併症管理 ・保健指導	・分娩管理 ・育児指導 ・授乳の検討	・健診 ・産後精神障害のスクリーニング
小児科医	・児のリスク検討	・新生児管理 ・育児指導 ・授乳の検討	・長期フォロー ・養育環境の検討
医療ソーシャルワーカー（MSW）	・地域連携窓口 ・福祉資源利用	・社会生活援助の検討	・地域連携窓口 ・福祉資源利用
地域保健福祉（保健師，行政など）	・アウトリーチ ・ホームヘルプ	・在宅支援準備	・新生児訪問 ・訪問看護 ・ホームヘルプ
精神科医	・精神症状管理 ・心理教育・家族教育 ・自己決定のサポート ・治療の枠組み設定	・精神症状管理 ・スタッフへの援助	・精神症状のマネジメント

（文献8より引用，一部改変）

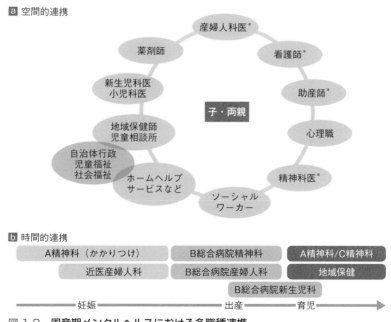

図1-2 周産期メンタルヘルスにおける多職種連携

＊：複数施設になることもある．

した適切な支援を受けるリテラシーを欠いていたり，支援そのものを拒否したりすることもあるため，多職種間の綿密な連携や協働が必須となる．しかし，従来，精神保健と母子保健は行政・医療・福祉それぞれ交流が少ない領域であり，未だ連携協働に関しての先行研究知見や一部の自治体での取り組みの実例を集積している段階と言える．

さらに，妊娠・出産・育児という一連のライフイベントの間，精神科・産科診療とも，かかりつけクリニックから，産婦人科と精神科を有する一般病院の産婦人科に紹介されたり，家族の支援を受けるため里帰りすることも多い．これらはすべて，生活環境・治療環境の急激な変化であり，再発しやすい準備状況となり得る上に，今までの治療・ケアにおける連続性が絶たれ，本人の身体状況や再発徴候などを医療者側が把握しにくくなる．精神科医療どうし，産科医療どうしのライフイベントの時間軸に沿った連携や情報共有も極めて重要となる．

このように，統合失調症の周産期を支えるためには，地域や医療機関，家庭など生活の場，ケア提供の場を結んだ空間的な連携協働と，結婚・妊娠・出産・授乳・育児というライフイベントの時系列に沿った時間的連携協働の両方を縦横の糸のように絡めていくことが必要であり（図1-2 → p.11），どのような連携モデルを構築して，地域ごとに使いやすい実装をしていくかが大きな臨床課題と言える．

（渡邉 博幸）

引用文献

1) Vigod SN, et al: Temporal trends in general and age-specific fertility rates among women with schizophrenia (1996-2009): a population-based study in Ontario, Canada. Schizophrenia Res, 139: 169-175, 2012.
2) Nilsson E, et al: Women with schizophrenia: pregnancy outcome and infant death among their offspring. Schizophr Res, 58: 221-229, 2002.
3) Jablensky AV, et al: Pregnancy, delivery, and neonatal complications in a population cohort of women with schizophrenia and major affective disorders. Am J Psychiatry, 162: 79-91, 2005.
4) Habermann F, et al: Atypical antipsychotic drugs and pregnancy outcome: a prospective, cohort study. J Clin Psychopharmacol, 33: 453-462, 2013.
5) Galbally M, et al: Antipsychotic drugs in pregnancy: a review of their maternal and fetal effects. Ther Adv Drug Saf, 5: 100-109, 2014.
6) Kulkarni J, et al: A prospective cohort study of antipsychotic medications in pregnancy: the first 147 pregnancies and 100 one year old babies. PLoS One, 9: e94788, 2014.
7) Bågedahl-Strindlund M: Parapartum mental illness: timing of illness onset and its relation to symptoms and sociodemographic characteristics. Acta Psychiatr Scand, 74: 490-496, 1986.
8) 清野仁美ほか：産婦人科病棟での治療介入．精神科治療学，28: 617-623, 2013.

気分障害と妊娠

■ 概要

妊娠・産後における気分障害は，妊娠期初発の気分障害と産後における精神障害（うつ病，双極性障害）既往のある妊産婦の再燃に分けられる．周産期は，エストロゲンやプロゲステロン，オキシトシンなどのホルモン動態の激しい変動により，精神的変調に特有なリスクを伴う時期である．

周産期特有の精神障害は古くより知られているが，近年では1990年代以降でその報告が増えている[1]．その中でも気分障害は，妊娠期には大うつ病性障害が3～16%の有病率[2]で見られ，産後うつ病は10～15%という高い頻度で出現することが知られている[1,3]．また，英国の調査結果では，後発妊産婦死亡率（妊娠終了後42日以後1年未満における直接または間接産科的原因による女性死亡）において自殺による死亡（13%）が産科的身体疾患による死亡よりも多いことが確認されている[3]．さらに近年では，重要な育児パートナーである父親の産後うつについても注目されている[4]．

うつ病

全妊娠の中で，精神障害合併症妊娠の割合は2%程度との報告がある[5]．このうちうつ病は1/3を占めており，精神障害合併症妊娠の中でも高率であった．妊娠中のうつ病再発リスクは高く6.5～12.9%と言われ[6]，妊娠初期に認めることが多い．

周産期の気分に関連した精神障害の発症時期は，大きく妊娠期と産褥期に分けられることが多いが，産後うつ病の50%は妊娠期から発症しており[1]，産褥期の精神状態は妊娠期と密接に関連している．産褥期では，マタニティブルーズ，産後うつ病，うつ病および双極性障害の再燃などが挙げられる．マタニティブルーズは産後直後から1週間以内に見られる気分と軽い心身の変調であり，通常は精神疾患とはみなされない．しかし，産後うつ病との関連性も指摘されている．一方，パートナーである父親の産後うつも5～10%あるとされ[4]，児が産まれ新たな家族の形が再構築される中で，母親の気分障害出現により，児を含む新たな家族内の対人関係の構築に障害が生じる可能性について注目する必要がある．

妊娠中と産後では危険因子は類似するものが多い[7]．妊娠中のうつ病の危険因子は，妊娠に伴う不安，ライフイベント，過去のうつ病の既往，ソーシャルサポートの不足，望まない妊娠，家庭内暴力，低収入，低い教育水準，喫煙，未婚，対人関係の不良などが挙げられている（図1-3）[7,8]．産後うつ病の危険因子は，うつ病の既往，妊娠中のうつ状態や不安，配偶者からのサポート不足，妊娠中や産後早期のライフイベントなどが挙げられている[7,9]．

抗うつ薬の服薬を継続するべきかどうかは，リスクとベネフィットを検証し，患者およびパートナーに十分な説明を行い，対応する必要がある[10]．妊娠初期は催奇形性のリスクを認めるが，うつ病再燃のリスクが最も高い時期であり，必ずしも中止が最善ではない．

母親の症状が軽症であっても，パートナーや実母の不在などにより育児は困難となる．産後うつ病は子供の発育発達に影響し，その影響は12歳まで続いていることが示されている[11]．妊婦が抑うつ状態となり，アルコールや危険なドラッグを使用すると胎児曝露の問題も生じる．アルコールや薬剤の影響がない場合でも，産前のストレスによって，子どもの情動面に影響が出ることも指摘されている[12]．

さらに，産後における母親の自殺は育児困難と直結し，子どもの将来を危うくする．重症うつ病となれば，嬰児殺し（無理心中）に発展することもあり得る．緊急性の程度により，修正型電気けいれん療法（mECT）による緊急対応的ケアが必要となることもある[6]．

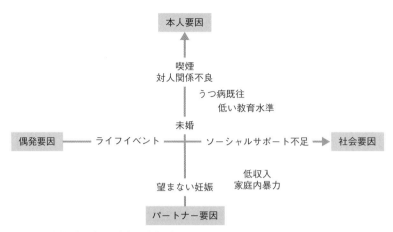

図 1-3 妊娠中の気分障害発症危険因子
横軸は偶発要因と社会要因で，縦軸は本人要因とパートナー要因で分けている．
偶発要因であるライフイベントは予防できないため，そのほかの要因が多い患者
では，高リスク群として注意が必要である．

■ 双極性障害

　双極性障害では，非妊娠期でも再燃予防の観点から維持療法が推奨されている[13]．維持療法としては，バルプロ酸ナトリウムや炭酸リチウムが使用されることが多い．どちらも催奇形性のリスクを高めるため[6,13]，イギリスのNICEガイドラインでは可能なら抗精神病薬への切り替えが推奨されている[10]．それも困難である場合は，妊娠第1期は中止し，第2期から再開することも推奨されている[10]．

　産後には，双極性障害の再発率が非常に高まる[14]．躁状態や混合状態となることも多く，対応が困難となることもまれではない．さらに，産褥精神病の既往のある患者は，産後の双極性障害の危険因子であり[15]，次回の産後に双極性障害に移行する例が認められる．そのため，産褥精神病の既往がある患者では，周産期において，双極性障害と同様の対応が必要となることが多い[16]．

（伊藤　賢伸，鈴木　利人）

引用文献

1) 岡野禎治：周産期の'うつ'に関した最近の話題．周産期新生児誌, 48: 805-807, 2012.
2) Kitamura T, et al: Psychological and social correlates of the onset of affective disorders among pregnant women. Psychol Med, 23: 967-975, 1993.
3) 加茂登志子：周産期うつ病：知識のアップデートとよりよい治療のあり方を探る．日精神神経誌, 117: 902-909, 2015.
4) 竹原健二ほか：父親の産後うつ．小児保健研究, 71: 343-349, 2012.
5) 江川真希子ほか：精神疾患合併症妊娠．総合病院精神医学, 27: 206-211, 2015.
6) 岡野禎治：周産期の気分障害．精神科治療学, 27（増刊）: 264-268, 2012.
7) 菊地紗耶ほか：周産期に新たに生じる精神科的問題への介入．総合病院精神医学, 27: 212-218, 2015.
8) Lancaster CA, et al: Risk factors for depressive symptoms during pregnancy: a systematic review. Am J Obstet Gynecol, 202: 5-14, 2010.
9) Milgrom J, et al: Antenatal risk factors for postnatal depression: a large prospective study. J Affect Disord,

108: 147-157, 2008.
10) The National Institute for Health and Care Excellence: Pharmacological treatments for antenatal and postnatal mental health problems. NICE Clinical Guideline, 2015.
11) Prior M, et al: Longitudinal predictors of behavioural adjustment in pre-adolescent children. Aust N Z J Psychiatry, 35: 297-307, 2001.
12) Glover V: Maternal depression, anxiety and stress during pregnancy and child outcome; what needs to be done. Best Pract Res Clin Obstet Gynaecol, 28: 25-35, 2014.
13) 気分障害の治療ガイドライン作成委員会：日本うつ病学会治療ガイドライン I. 双極性障害 2012. Available from: < http://www.secretariat.ne.jp/jsmd/mood_disorder/index.html>
14) Munk-Olsen T, et al: Risks and predictors of readmission for a mental disorder during the postpartum period. Arch Gen Psychiatry, 66: 189-195, 2009.
15) Jones I, et al: Bipolar disorder, affective psychosis, and schizophrenia in pregnancy and the post-partum period. Lancet, 384: 1789-1799, 2014.
16) 岡野禎治：産褥期の急性精神病の特徴について. 精神科救急, 16: 42-46, 2013.

妊娠中の向精神薬による薬物療法

■ 基本的な原則の共有

　本来，妊娠期間における患者個人の特性や患者を取り巻く環境は個人により大きく異なるため，その治療的な対応は一律ではなく case-by-case と言える．しかしながら，薬物療法を行うにあたり，少なくとも共有すべき重要なポイントは存在する．まず，これらの注目点を 10 個に整理し簡潔に解説する．

1 薬物療法の原則とは，「どのようにすれば薬物療法を行わずに，周産期の精神状態の安定を図ることができるか」を考えることから始まる[1]．したがって，やむを得ず薬物療法を行う状況であるならば，その必要性の理由を患者・家族に説明し，同意を得た後に薬物療法を実施する．

2 先天奇形の出現率は一般対象群においておよそ 2～3% であり，いわゆる自然奇形発生率（バックグラウンド・リスクまたはベースライン・リスク）と呼ばれる[2]．これは，薬物療法を回避すれば，先天異常のリスクがなくなるということは誤りであることを示している．さらに，およそ 2/3 は原因が不明である．「薬＝先天異常」「薬なし＝先天異常なし」という先入観を，まず患者・家族から取り除く必要がある．

3 偶発的な妊娠は決して少なくないことから，妊孕性を有する女性に対して日頃から妊娠への影響を考慮した薬物選択が必要とされる．また，催奇形性のみならず，胎児発育不全，産科合併症，新生児毒性，新生児離脱，児の中長期的な認知や運動発達の障害などへの影響も考慮することが求められる[3,4]．

4 薬物による影響は母児ともに存在する．特に第二世代抗精神病薬（SGA）の妊娠や分娩への影響に関して，妊娠糖尿病や妊娠高血圧症候群，新生児体重の増加などが注目されている[5]．巨大児のリスクは，帝王切開や分娩遷延などの産科合併症のリスクが増すことにも繋がる．つまり，

薬剤の影響は妊娠期から産褥にかかる全ての時期で何らかのリスクを有していることから，常に慎重な薬物療法が求められる．

5 わが国では，以前より抗精神病薬の多剤併用が問題視されているが，その影響に関する報告は極めて少なくその安全性は確立されていない[6]．ほぼ全てのエビデンスは単剤使用に基づく研究結果によるものであり，多剤併用のデータは極めて一部に過ぎない．リスクの低い薬剤を多剤併用した際のリスクは単剤同様に低いというエビデンスはない．

6 薬物療法を中断した際の再発リスクを決して軽視しない．いわゆる精神病圏または内因性精神障害に属する統合失調症や双極性障害，さらに重度のうつ病性障害では，中断後早期に再燃するリスクが高い．統合失調症では，不規則な服用ではその再発が1年間で30～55％に上るという[7]．うつ病では妊娠中の治療中断群の再発率に注目すると，治療継続群に比しておよそ3倍再発率が高い[8]．再燃のリスクの判断は，それまでの向精神薬の服用量や服用期間から安易に判断することも危険であり，たとえ少量の服用であっても中断後に激しい再燃を呈する患者もいる．

7 情緒的に不安定な患者から生まれる児にも，薬物療法を行った際と同様に何らかの有害な影響が発生するリスクがあることを念頭に置く[9]．周産期における不安定な精神症状の下では，さまざまな産科合併症（早産，死産，胎盤系の異常，子癇，低出生体重児など）のほか，大脳構造の変化，知的発達の障害や問題行動の出現，発達障害などの発症のリスクも報告されている．周産期にある患者は精神的に安定していることが非常に重要であり，精神状態が不良にも関わらず，それでも薬物を投与しない治療方針にも問題があるであろう．

8 国内外で，薬剤のリスクの評価が異なる向精神薬がある．つまり，国内の薬剤情報が示されている添付文書と，諸外国におけるリスク評価が異なる薬剤が存在する．例えば，ハロペリドールなどのブチロフェノン系抗精神病薬がそれにあたり，国内添付文書では「禁忌」とされるが，Diav-Citrin ら[10]は多施設共同前向きコホート対照研究により，ハロペリドールの催奇形性に関して明らかなリスクの増加は認めないと報告している．したがって，可能な限り国内外の情報を患者・家族に提供することが望ましい．

9 前述のように，国内の添付文書にはさまざまな問題が提起されている．しかし，添付文書の内容を医療者側の判断で患者・家族に説明しないことは問題である．添付文書の情報は軽視せず，まずは適切に情報提供する．その上で，諸外国のさまざまな情報を説明することで，患者・家族はバランスの良い情報収集を行うことができる．医薬品の使用にあたり，「特段の合理的理由がない限り，注意事項に従うこと」（ペルカミンS判決，最高裁平成8年1月23日）とされ，添付文書を読むことの重要性が示されている．

10 最終的な判断は，家族と患者による自己決定権に委ねられる[1-3]．決して医療者側の一方的な判断を強要するべきではない．自己決定がより良い方向に下されるために，医療者側はできるだ

け適切な情報を，家族や患者が理解しやすいよう工夫して説明することが重要である[1]．統合失調症患者では，ときに説明を適切に理解することが苦手で問題解決に関して自身の考えに固執しがちで柔軟性に乏しいことがある．また，うつ病患者や不安障害の患者では，説明された内容を悲観的に「すべてだめだ」と拡大解釈したり，恣意的推論により「きっとだめに違いない」などと考えがちである．

■ 妊産褥婦への向精神薬の投与

抗精神病薬

フェノチアジン系やブチロフェノン系の第一世代抗精神病薬（FGA）は，ともにそのリスクはコントロール群を上回ることはないとされる．SGAについても次第にデータが集積されるようになり，自然奇形発生率を大きく上昇させるエビデンスは見つかっていない[11]．したがって，Gentile[6]は抗精神病薬の選択に関して，原則として現状の薬剤が有効であるときには敢えて妊娠期間中に他の薬剤の有効性を検討する試みは得策ではないと指摘している．

一方，近年FGAに関してメタ解析から大奇形の発生に有意な関連があるとする報告[12]がある．しかし，そのオッズ比は決して高い値ではなく，FGAの使用を控えるほどではないと考えられる．

気分安定薬（バルプロ酸ナトリウム，炭酸リチウム）

バルプロ酸ナトリウムや炭酸リチウムは，それぞれ神経管欠損・二分脊椎やエブスタイン心奇形などの催奇形性の問題が以前より注目されている．バルプロ酸ナトリウムは催奇形性だけではなく，出生後の乳児の認知機能への影響も報告されており，妊娠前からその使用に注意を要する[13]．さらに，バルプロ酸ナトリウムの有害事象は多剤や高用量で頻度が高く，高用量では急激にリスクが増加するという[4]．

抗うつ薬

2000年以前は，選択的セロトニン再取り込み阻害薬（selective serotonin reuptake inhibitors; SSRI）による大奇形全体の発生リスクの増加は否定的であったが，その後Källénら[14]により，パロキセチン服用患者の児の心奇形のリスクが有意に増加することが報告された．以後，パロキセチンとの関連を否定する報告もあるが，2010年以降の総説ではパロキセチンと心奇形との関連性を示す報告[15,16]が相次いでいる．また，これまで先天奇形への関連性は否定的であった三環系抗うつ薬も，特にクロミプラミンと心奇形の関連性が指摘されている[17]．

新生児への影響として，新生児不適応症候群（postnatal adaptation syndrome; PNAS）と新生児遷延性肺高血圧症（persistent pulmonary hypertension in neonate; PPHN）が知られている[18]．PNASは，SSRIやセロトニン・ノルアドレナリン再取り込み阻害薬（serotonin/noradrenaline reuptake inhibitor; SNRI）の曝露により新生児に嗜眠，筋緊張異常，けいれん，振戦，易刺激性，呼吸異常，下痢，嘔吐，哺乳不良などが出現する症候群である．症状は軽度で一過性であり，生後数時間から数日以内に出現し1週間以内に消腿するが[19]，薬物離脱症状との区別が困難である．一方，SSRIとPPHNとの関連を指摘する報告もあるが，それを否定する報告もある．

向精神薬服用患者の授乳

　産褥期の授乳の可否に関しては，国内ではほとんどの向精神薬が「母乳中に薬物が移行する」との理由から服用下の授乳は禁止されている．その結果，医療現場では授乳婦の薬物療法が優先され授乳が禁止されることが多い．しかし海外では薬物療法中の授乳の評価は異なっている．実際一部の薬物を除き，乳児の薬物の血中濃度は非常に低いことから，母親が母乳を与えたいとの希望があれば，肝臓や腎臓の機能に異常を認めない乳児に対しては授乳期間の内服を禁止しないとされている[20, 21]．現在は，相対乳児摂取量（relative infant dose; RID）という新たな指標が注目され，授乳の可否を判断する際の一つの目安が10%とされている[22]．

　この分野の情報は極めて膨大であり，紙面の都合上その一部を紹介したに過ぎない．詳細については国内外の総説的な関連書籍を参照されたい．

（鈴木　利人）

引用文献

1) 鈴木利人：英国周産期メンタルヘルスガイドラインの紹介：国内周産期メンタルヘルス機能の充実に向けて. 精神経誌, 116: 982-989, 2014.
2) 村島温子：妊婦への薬物療法の考え方. 伊藤真也ほか編, 向精神薬と妊娠・授乳, pp 2-4, 南山堂, 2014.
3) 鈴木利人：挙児希望者・妊婦に対する向精神薬の適正使用－臨床における現状と課題－. 伊藤真也ほか編, 向精神薬と妊娠・授乳, pp 44-51, 南山堂, 2014.
4) 加藤昌明：妊娠可能女性に対する抗てんかん薬の使い方. てんかん研究, 33: 116-125, 2015.
5) 鈴木利人：精神疾患（統合失調症，うつ病）. 調剤と情報, 20: 1338-1343, 2014.
6) Gentile S: Antipsychotic therapy during early and late pregnancy. A systemic review. Schizoph Bull, 36: 518-544, 2010.
7) Kane JM: Schizophrenia. N Engl J Med, 334: 34-41, 1996.
8) Cohen LS, et al: Relapse of major depression during pregnancy in women who maintain or discontinue antidepressant treatment. JAMA, 295: 499-507, 2006.
9) Glover V: Maternal depression, anxiety and stress during pregnancy and child outcome; what needs to be done. Best Pract Res Clin Obstet Gynecol, 28: 25-35, 2014.
10) Diav-Citrin O, et al: Safety of haloperidol and penfluridol in pregnancy: a multicenter, prospective controlled study. J Clin Psychiatry, 66: 317-322, 2005.
11) 石井真理子：非定型抗精神病薬. 伊藤真也ほか編, 向精神薬と妊娠・授乳, pp 113-118, 南山堂, 2014.
12) Coughlin CG, et al: Obstetric and neonatal outcomes after antipsychotic medication exposure in pregnancy. Obstet Gynecol, 125: 1224-1235, 2015.
13) Meador KJ, et al: Cognitive function at 3 years of age after fetal exposure to antiepileptic drugs. N Engl J Med, 360: 1597-1605, 2009.
14) Källén BA, et al: Maternal use of selective serotonin re-uptake inhibitors in early pregnancy and infant congenital malformations. Birth Defects Res A Clin Mol Teratol, 79: 301-308, 2007.
15) Grigoriadis S, et al: Antidepressant exposure during pregnancy and congenital malformations: Is there an association? A systemic review and meta-analysis of the best evidence. J Clin Psychiatry 74: e293-308, 2013.
16) Myles N, et al: Systemic meta-analysis of individual selective serotonin reuptake inhibitor medications and congenital malformation. Aust N Z J Psychiatry, 47: 1002-1012, 2013
17) Gentile S: Tricyclic antidepressants in pregnancy and puerperium. Expert Opin Drug Saf, 13: 207-225, 2014.
18) 伊藤直樹：向精神薬服用による出生後の疾患と発達の予後. 伊藤真也ほか編, 向精神薬と妊娠・授乳, pp 66-74, 南山堂, 2014.

19) Levinson-Castiel R, et al: Neonatal abstinence syndrome after in utero exposure to selective serotonin reuptake inhibitors in term infants. Arch Pediatr Adolesc Med, 160: 173-176, 2006.
20) 伊藤真也：妊婦・授乳婦の向精神薬使用：国際比較. 伊藤真也ほか編, 向精神薬と妊娠・授乳, pp 52-57, 南山堂, 2014.
21) Rubin ET, et al: When breastfeeding mothers need CNS-acting drugs. Can J Clin Pharmacol 11: e257-e266, 2004.
22) 伊藤直樹：薬剤の母乳への移行性と乳児に与える影響. 伊藤真也ほか編, 向精神薬と妊娠・授乳, pp 6-15, 南山堂, 2014.

I 周産期メンタルヘルス概論

3 助産領域

医療機関における妊娠期のケア－助産師外来における支援－

　助産師は，妊娠期から家族とともに妊産婦に寄り添い，妊娠が順調に経過し，心身ともに安心して過ごせるために助産ケアを提供している．昨今，産科医と助産師が協働して妊産褥婦が安心・安全で快適なケアを受けることができるように，病院・医院において院内助産・助産師外来を開設するところが増えている．2014年医療施設調査によると，助産師外来947ヵ所，院内助産166ヵ所である．助産師外来は，産科外来で，助産師が自立して正常経過の妊産婦の健康診査と保健指導を行っている[1]．院内助産は，正常経過の妊産婦のケアおよび分娩介助を助産師が自立して行うことである．施設内の助産師外来，院内助産，医師が行う診療との関係を図1-4に示すが，ローリスク妊婦とハイリスク妊婦が身体の状況に応じ，医師と助産師と協力しながらより安心して診察を受けることができるようになっている．助産師外来は外来の妊婦健診のケアで，院内助産はそれに加えて分娩介助まで自立してケアを行うという違いがある．ここでは，助産師外来で行う妊娠期から継続した支援について説明する．

■ 助産師外来とは

　近年は，助産師が妊婦健診からその後の保健相談まで実施する助産師外来が主流となっている．経過が順調なローリスク妊婦は助産師外来で健診を受けるが，定期的に医師の診察を受けるようになっている．外来は完全予約制としているところが多く，待ち時間もほとんどない．診察時間は30分のところが多く，妊婦健診を受けながらゆっくりと何でも聞くことができる．出産や育児について話し合うことができ，母親の満足度も高くなると言われている[2,3]．妊娠中から不安が強い妊婦は，助産師外来で助産師と良い関係が築けることで不安を軽減させて分娩に臨むことが可能となる．また，助産師にとっても，ゆっくりと時間をかけて話すことで妊婦の心理状態，家族背景など把握する機会となる．まだ助産師外来が開設できていない施設でも，医師の診療後に助産師に相談できる場として保健相談室を設置している施設は多い．助産師外来と保健相談室の違いは，前者は妊婦健診を行いながら妊婦が相談でき，後者は妊婦健診をせず妊婦の相談や健康問題に対する指導を行うことである．どちらも妊婦が相談できる場に変わりないが，後者は妊娠初期，中期，後期など少ない回数で設定している施設が多い．なお，妊婦の希望や助産師が必要とした場合には必要に応じて相談ができる．

　助産師外来でケアを受ける妊婦は，基本的には心身ともにローリスク妊婦である．しかし，施

3 | 助産領域

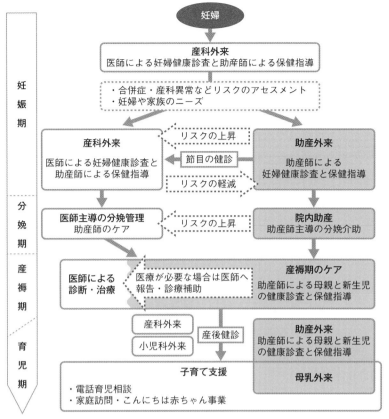

図1-4　産科医療チームによるリスクに応じたケア提供体制

（文献4より転載）

設によっては合併症を有する妊婦も医師の外来を受けながら助産師外来を併用するところもあり，精神疾患合併妊婦は症状や治療の状況によるが助産師外来を受けることも可能だろう．また，それが難しい場合には，保健相談室を活用し，妊娠期から安心して相談できる場を提供すると良いだろう．

■ 妊娠期から継続して助産師が支援するメリット

　女性は妊娠から出産・子育て期と，12ヵ月の間に心身ともに劇的な変化が生じる．母親になることへの不安，心身の変化やボディイメージの変容への戸惑い，出産時の痛みへの不安などをはじめ，家族機能の変化など，自分のことだけではなく家族も含めて調整が行われる．ローリスクの妊婦は，助産師の支援を受けながらこれらの問題を解決し自ら対処できる能力を身につけてから，子育てをスタートできる．また，精神疾患をはじめさまざまな合併症を有する妊婦，生まれた子どもの養育環境が整っていない家庭などは，妊娠期から継続支援することで，精神状態，家庭環境などを早期に把握でき，精神科医，心理士，保健センター保健師や児童相談所などと連携して支援体制を整えることも可能である．医学的ハイリスク妊婦だけではなく，社会的ハイリスク妊婦に妊娠期から多職種で構成されるチームが関わることは，早期把握・早期介入においても有効であると考える．

産後ケア

2008年に産後ケアを専門とする施設が開設されて以降，産後ケアが注目されるようになってきた．産後ケアとは，産後の母親を対象として，育児不安の軽減，疲労緩和，リフレッシュを目的に，母親が医療者とともに過ごせるような時間と場所を提供することである．支援の主な内容は，休息を取れる環境の提供，母乳育児習得への支援，子どもの養育に関する相談である．2014年に，厚生労働省が妊娠・出産包括支援事業を創設し，ワンストップ拠点（子育て世代包括支援センター）を立ち上げ，妊娠・出産を経て子育て期までの切れ目のない支援が始まった．この事業の一つが産後ケア事業である．

産後ケア事業は，宿泊型，デイケア型，アウトリーチ型の3つのタイプに分けられている．宿泊型は，医療機関や助産院に入院しケアを受ける．これを利用する母親は，支援者が不在で，日常生活を維持することが難しくなっていることが多い．特に，睡眠不足や休息が取れず，絶えず緊張した状態で育児不安も強い．そのため，入院した母親の多くは，最初の数日は子どもを預けて休息を取りたいという希望があり，十分に眠れ，体力が戻ってきたところで，助産師とともに子育てについて取り組み始めることが多い．入院時には，助産師が母子の状況をアセスメントし，1週間の支援計画を立案する．ここで支援する母親は，精神疾患の診断はついていないが軽度の抑うつ状態，不安など精神的支援が必要なことが多く，支援に苦慮するところである．産後ケア事業で支援が受けられる期間は1週間程度が多く，その後は再び自宅での生活となり，保健師（母子保健担当）の支援を受け自宅での養育を再開する．1週間という短い期間で，休息と育児支援，精神面の支援を受け，自宅に戻ってからの育児をイメージできるようにしていく必要がある．

次にデイケア型は，助産院などで朝から夕方まで過ごし，他の母親や助産師たちと育児について話し，乳房ケアを受ける．中には，少しの時間子どもを助産師にみてもらい，休息を取る母親もいる．デイケアを利用する母親たちは，自宅に母子だけでいるとリフレッシュできず，相談相手がいないことが多い．助産師たちと話すことで，不安の軽減を図ることができる．

最後にアウトリーチ型は，助産師が家庭を訪問し自宅で育児相談にのることができる．自宅から出ることが難しい事例，自宅で過ごしながら支援をした方が良い事例などは，アウトリーチ型を使うことで母親が安心して支援を受けることができる．

産後ケア事業の内容について紹介したが，まだ始まったばかりであり，今後改善が必要な点もあると筆者は考えている．例えば，子育て支援については助産師・保健師などの専門家が携わるため充実したケアが行われている．一方，産後ケア事業を利用する母親の多くは精神科疾患の既往歴はないが，精神的な支援を要する母親もいるため，精神科領域の専門家へのコンサルテーション，薬物療法と母乳などについて相談できるシステムを作ることが課題となってくるだろう．海外ではMother Baby Unitという，助産師，精神科医，心理士，小児科看護師，保育士などで構成されるチームが，子育て支援と同時に精神療法・心理療法などを取り入れたプログラムが提供されているところもある．また，市町村により提供できる内容も異なっている．例えば，利用方法や料金が各市町村によって異なっている．動き始めた事業でもあり，今後の推移を見守りたい．

一方，全額自費負担で利用する産後ケア施設も増えてきている．例えば，助産院では産後ケア入院を以前から行っており，産後ケア事業で行う内容と同じものを自費で利用することもできる．

経済的な余裕がある場合には，自費で1ヵ月ほど入院し過ごすこともある．また，ホテルなどで，ボディケア，アロマセラピーなどを使い心身のリフレッシュを目的とする産後ケアも行われている．

産後ケアを受けることができるような施策が出たことは非常に喜ばしいことである．母子が産後を安心して過ごせるように，医療者と行政が協力して提供することが望まれる．

医療的にハイリスクな母親の心理的問題

ハイリスク妊娠は「母児のいずれか，または両者に重大な予後が予測される妊娠」と定義されている[5]．一般的に，妊娠により発症する切迫早産，妊娠高血圧症候群，多胎妊娠，前置胎盤，子宮内胎児発育遅延や胎児奇形等の胎児疾患などの妊娠合併症と，糖尿病や心疾患，内分泌疾患を既往にもち妊娠する合併症妊娠がある．

また，生殖補助医療も発達し，これまで妊娠することが難しかった女性も妊娠する機会が得られるようになった．特に生殖補助技術（assisted reproductive technology; ART）による妊娠は，自然妊娠より周産期リスクが高いことが明らかになっている[6]．さらに，女性の社会進出により晩婚化・出産年齢の高齢化がすすみ，40代での妊娠・出産も珍しくない．

このように，身体的ハイリスク妊婦，社会的ハイリスク妊婦が増加し，その心理的支援は重要となっている．ここでは，ハイリスク妊婦の心理的問題を述べて，最近注目されているARTにより妊娠した妊婦，高齢妊婦の心理的問題について述べる．

■ ハイリスク妊婦の心理的問題

妊娠合併症を発症する妊婦は，切迫早産症状の増悪により心理的な変動をもたらすことが多い．入院直後は，妊娠継続への不安と入院生活に適応できないといった不満を認める．そして，妊婦自身が目標とする週数に近づくにつれ，その不安の程度は減少する．入院環境に慣れ，目標とする週数が明確になることでも不安が軽減できる．一方で，妊娠23～28週の切迫早産で入院を余儀なくされる場合，超低出生体重児（出生体重1,000g未満）を出産するかもしれないという不安は強く，中には生まれた後の予後や育児を考え，児を受け入れることができないと不安が増強する妊婦もいる．そのような場合には，新生児特定集中治療室（neonatal intensive care unit; NICU）の看護師に出産前訪問を依頼するなどして，妊娠中から現状および今後のことが受容できるように支援することが必要になる．

ハイリスク妊婦は，不安や抑うつなどの心理的影響が生じることはこれまでの研究でも明らかになっているが，そのうち精神障害の発症に至る割合は明らかになっていない．しかし，心理的危機状態に陥りやすい胎児死亡・新生児死亡，先天性疾患をもつ児を出産した場合は，喪失体験や悲嘆過程をたどり，その経過の中で気分障害を発症することもあるため，看護職による心理アセスメントは重要である．

■ARTにより妊娠した妊婦・高齢妊婦の心理的問題

　ARTにより妊娠した妊婦の場合，身体的問題も増えるが，心理的問題も生じると言われている．初期に流産や胎児の異常への不安をもち，これらの不安が高いほど妊娠末期における胎児への回避感情が高く，妊娠末期の母親役割への適応が遅れる可能性があるといわれている[6]．このことから，出産後の養育においてさまざまな問題が生じると推測する．森らは，生殖補助医療後の妊婦の母親役割獲得過程を促す看護介入プログラムを開発している[7]．その内容は①不妊・治療の経験を想起・統合を促す援助，②情報や知識を獲得する過程に働きかける援助，③母親になる気持ちと胎児愛着に働きかける援助，④母親役割獲得準備行動に働きかける援助，⑤妻を介して家族との過形成に働きかける援助の5つの具体的内容から構成されている．これらのように，妊娠早期から母親になる気持ちと胎児愛着に働きかける援助を支援に取り入れていくことは，その後の母子関係確立のための援助となるだろう．

　高年初産婦の割合は，年々増加している[7]．高年初産の母親は周産期ハイリスクに加え，肩こり，腱鞘炎などのマイナートラブルが起きやすい[8]．また，母乳栄養確立への不安，産後の疲労が蓄積されやすい．高年初産婦は，これまで努力しキャリアを積む経験をしている人が多いが，出産や育児が思い通りコントロールできない，努力ではどうにもならないことからのいら立ちや自己肯定感が低下し，抑うつ状態をきたすこともある．これらも母親役割課程を獲得するなかで，今までの経験と妊婦生活を上手に統合させていけるような支援が重要となるだろう．

特定妊婦・虐待

　2009年児童福祉法改正時に，「出産後の養育について，出産前において支援を行うことが特に必要と認められる妊婦」を特定妊婦として規定された．実際には，2000年の児童虐待防止等に関する法律（児童虐待防止法）が施行されて以降，要保護児童および要支援家庭に対するあり方について，「妊娠中から出産後間もない時期を中心に母子保健事業や日常診療との強化を図るとともに，自ら訴えないが，実際には過重な育児負担のある養育者に積極的にアプローチを図ることが必要である」ことが検討されてきた．虐待が注目されるようになってから，早期把握・早期介入の重要性が示されてきた．特定妊婦は，具体的には次のような妊婦のことを示している[9]．

①すでに養育の問題がある妊婦：要保護児童，要支援児童を養育している親の妊娠

②支援者がいない妊婦：未婚またはひとり親で親族や身近な支援者がいない妊婦，夫の協力が得られない妊婦

③妊娠の自覚がない・知識がない妊婦，出産準備をしていない妊婦

④望まない妊娠をした妊婦：育てられない，もしくはその思い込みがある，婚外で妊娠をした妊婦，既に多くの子供を養育しているが経済的に困窮している状態で妊娠した妊婦など

⑤若年妊婦

⑥こころの問題がある妊婦，知的問題がある妊婦，アルコール依存，薬物依存など

⑦経済的に困窮している妊婦

⑧妊娠届け出の未提出，母子健康手帳未交付，妊婦健康診査未受診または回数の少ない妊婦　なお，未受診となった背景を把握することが大切である．

これらの社会的ハイリスク妊婦は古くから多く存在し，現在も保健師や助産師は妊婦健診，両親学級，新生児訪問など母子保健法に基づく事業の中で妊婦支援を行っている．社会的ハイリスク妊婦のうち，養育支援訪問事業を受けるかどうかに限らず，児童福祉法に基づく要保護児童対策地域協議会（要対協）のネットワークで支援する場合には，特定妊婦という扱いとなる．特定妊婦として要対協の支援となる場合は，これまで問題となっていた，守秘義務により情報提供に躊躇があった関係者からの情報提供が速やかに行われるようになる．すなわち，母親の同意が得られない場合でも，生まれてくる子どもを保護するために関係機関に情報提供を行うことができる．本人の同意が得られれば，診療報酬の請求も可能である．

　特定妊婦の支援体制は，早期発見・早期介入が基本方針である．先に挙げた①～⑧は，産科外来受診時に得られる情報である．この情報を基本に，妊婦自身の性格，家族関係，経済状況など社会的ハイリスクの有無を査定し，妊娠中から養育困難の可能性，虐待の可能性を判断するが，産科領域のスタッフだけでは判断ができない場合もある．そのような時は，地域保健・福祉機関に相談し，対応を協議すると良いだろう．特に，行政の窓口は，主にローリスクの母子を対象に健診などを行う母子保健部門と，要保護児および要支援家庭の支援を行う児童福祉部門があり，どちらに紹介をするか分からないという声もある．行政としてはどちらの部門でも良いので，積極的に情報を送ってもらった後に，協議して担当を決めることも可能である．場合によっては，児童相談所との連携なども妊娠期から始めることができる．医療機関スタッフは，身体的ケアをすると同時に，母親がどのように児を受け止め，これからの育児をどうしていきたいか把握しつつ，成育歴，実父母との関係などを把握しながら必要な支援を検討すると良いだろう．

　特定妊婦の中に「こころの問題がある妊婦」が含まれているが，精神疾患合併妊婦をすべて特定妊婦として情報提供をするということではない．妊娠中の精神症状，パートナーとの関係（DVの有無を含む），養育環境，家族の支援状況を十分に査定し，児を養育する環境が整わない場合，また児の生命に危険をおよぼす可能性などリスクを十分に査定し，特定妊婦として要対協の支援が必要な母親かどうかを検討して欲しい．

　特定妊婦は，虐待者予備軍かもしれないが，絶対に虐待を行うわけではない．関わり方により虐待を予防できる対象であり，妊娠期からの支援は重要と言えるだろう．

（新井　陽子）

引用文献

1) 厚生労働省：平成26年（2014）医療施設（静態・動態）調査・病院報告の概況．Available from: <http://www.mhlw.go.jp/toukei/saikin/hw/iryosd/14/>
2) 塩澤麻子ほか：助産外来継続受診により生じる妊婦の気持ち（第1報）．母性衛生, 56: 609-617, 2016.
3) 朝見彩香ほか：院内助産における分娩の安全性と出産体験の検討．母性衛生, 56: 376-382, 2015.
4) 日本看護協会：院内助産システムの推進について．Available from: <https://www.nurse.or.jp/nursing/josan/oyakudachi/kanren/2011/innaijosan.html>
5) 青木弘子ほか：高齢出産と早産．産婦人科治療, 103: 355-361, 2011.
6) 森　恵美：不妊治療後の妊娠・出産の問題点と心理的ケア．母子保健情報, 66: 71-75, 2012.
7) 母子衛生研究会：母子保健の主なる統計．母子保健事業団, 2015.
8) 森　恵美：高年初産婦に特化した産後1か月までの子育て支援ガイドライン．Available from: <http://www.n.chiba-u.jp/mamatasu/index.html>

9）佐藤拓代：特定妊婦の概念とその実際：求められる対応とは. 助産雑誌, 69: 804-806, 2015.

参考文献

・厚生労働省：妊娠・出産包括支援モデル事業の取組事例集. Available at: < http://www.mhlw.go.jp/file/06-Seisakujouhou-11900000-Koyoukintoujidoukateikyoku/h26nshm.pdf>

I 周産期メンタルヘルス概論

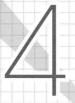

4 妊娠期からのスクリーニングと早期介入

1980年代から,産褥期を取り巻くメンタルヘルスに関した研究活動が活発となった[1].これまでの過去35年間の周産期メンタルヘルスの歴史を振り返ると,2つの大きな潮流が認められる.第一には,従来の狭義の「産後うつ病」に焦点を当てた研究から,精神病性障害,双極性障害,不安障害などの広範囲なスペクトラム概念の研究に展開したことであろう.第二には,発病時期に関した研究期間が,「産褥期」から「妊娠期を含めた周産期」,さらに妊娠前も含めて少なくとも産後1年までという長期間に伸展したことである.こうした周産期メンタルヘルスの研究成果により,多くの知見が蓄積された.さらに近年では,新たに周産期の精神疾患の予防や早期介入などの研究テーマが注目されている.

そこで本項では,最新の研究成果を交えながら,産後の精神疾患(うつ病,双極性障害,精神病性障害)に関した妊娠期からの危険因子の同定と,精神疾患の産前からの検出について概説する.さらに,予防的観点から,早期介入の最近の試行についても紹介する.

周産期における介入が必要な背景

■ 母体死因における自殺の割合の実情

2001年,英国では後発妊産婦死亡(late maternal deaths,妊娠終了後満42日～1年未満の死因)を含めた母体死因に関する調査を実施したところ,精神医学的要因による妊産褥婦の死因の割合が母体死因全体の45件を占めていること,さらに自殺・死因不明の割合が全体の25件を占め,自殺が身体疾患を上回って母体死因のトップであったという実態が明らかにされた(図1-5)[2].こうした周産期の自殺に関した事実は,周産期医療関係者にも大きな反響を呼び,王立産婦人科学会および王立精神医学会は,周産期のメンタルヘルスを公衆衛生上の重要な課題の一つと位置付けた.その後,英国統計局と王立産婦人科学会は母体死因に関して2期6年間にわたり連携統計調査も行ったが,母体死因中に精神医学的死因の占める割合は24～25件,さらに自殺の占める割合は13～16件と依然として高いことが報告された[3].

また,2006～2008年の英国の妊産婦の自殺者29名を精神医学診断学の観点から分類すると,産褥精神病が38%,重症うつ病性疾患が21%,適応・悲哀反応が10%,薬物依存が31%を占めた[4].

自殺群における精神医学的背景について調べたところ,精神科既往歴の割合は66%,精神科医療サービスの受療群は46%と判明した[5].また,自殺方法は,多くの女性(62%)が男性のように暴力的な手段を用いたことが特徴として指摘された.

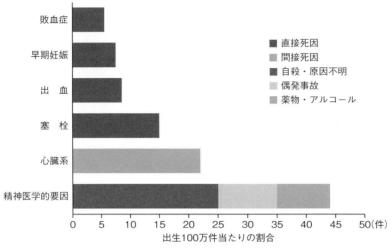

図 1-5　英国における母体死因

（文献 2 より引用）

　東京都監察医務院の最近の中間報告（2016 年）によれば，過去 10 年間の東京都 23 区の妊産婦の自殺統計が明らかにされた．総数は 63 人であり，東京都の母体死因のトップであることが判明した．周産期の時期の内訳は，妊婦 23 人，産褥婦 40 人と産後の自殺者が多かった．東京都 23 区以外の統計調査はないが，この結果から推察すれば，自殺は日本の母体死因のトップであり，かつ国際的にも驚異的な数字に相当することが考えられる．

　以上のことから，周産期のメンタルヘルス対策は今日，周産期医療の最重要課題となっている．

■ 妊娠期の抑うつ，不安，ストレスが子どもの予後に与える影響

　過去には，母体栄養，化学物質などに胎児暴露されると子どもの健康に影響を与え，身体疾患（高血圧など）を引き起こすという「胎児期プログラミング」という概念が提唱された[6]．近年，この仮説は妊婦と胎児の精神状態の関連についても適用されている．産前のストレスによって，子どもの情緒的問題〔不安，抑うつ，注意欠如・多動性障害（attention deficit/hyperactivity disorder; ADHD），行為障害〕のリスクを高めるという[7]．また，最近の英国の「Avon 両親・子ども縦断調査」（Avon Longitudinal Study of Parents and Children; ALSPAC, MEMO 1）では，産前のうつ・不安と 10〜11 歳の子どもの発達障害の関連[8]，産前のうつ・不安と 3 歳の子どもの注意問題の関連[9]，産前のうつと 8 歳の子どもの IQ の低下の関連が示唆されている[10]．こうした調査における精神医学的測定法および生物学的指標に関しては個々の制限があるため，妊娠期の情緒的問題と子どもの障害の関連性については，さらに慎重な解釈が必要である．

　Stein らは，胎児や子どもに対する周産期の精神疾患の影響と各要因との関連性を，図 1-6 のように図式化して推測している[11]．

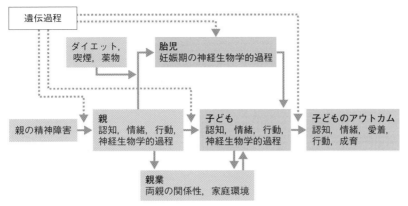

図1-6 胎児や子どもに対する周産期メンタル疾患の影響

(文献11より引用)

> **MEMO 1** ALSPAC
>
> ALSPACは，別名「90年研究」とも呼ばれている．英国の南西部エイボンを中心とした地域において，生まれた約14,000人の子どもとその両親が参加する，非介入的な観察研究に基づく大規模出生コホート研究である．

■ 産褥期

産後うつ病が初期の母子関係，子どもの社会的・情緒的・行動学的発達にネガティブな影響を与えることは，1990年代から報告されてきた[12]．そして，こうしたネガティブな行動学的または気質的特徴などの所見は，年少時や前青年期まで持続することが指摘された[13]．しかし，親業の低下と母親のうつ病との特異的な関連性については否定されている[14]．むしろ両親の精神疾患よりも，両親の精神障害に関する不適切な親業と母親のうつ病の関連が示唆されている．

妊娠前期の精神疾患の予測リスクとその対策

■ 危険因子の固定

うつ病

産前うつ病に関連する体系的な研究概説では，表1-2のような危険因子（二変量解析）が指摘されている[15]．人生のストレス，社会的支援の欠如，DVについては，産前うつ病の症状と多変量解析で関連している．また，表1-3に示した要因は，中等度〜強度の産後うつ病の危険因子である[16,17]．産後うつ病の危険因子は，通常のうつ病のものと大きな差異はない．ただし，産前うつ病とマタニティブルーズは，周産期特有のものである．

その他の弱い危険因子としては，産科的合併症，虐待歴，低所得，雇用関係の不安定さ，無計画妊娠，未就業，産前の両親のストレス，産前の甲状腺機能不全，コーピングスタイル（ストレスへの対処法），不妊治療，配偶者のうつ病，多子などが指摘されている．

表1-2 産前うつ病の危険因子

- 母親の不安
- 人生のストレス
- 過去のうつ病
- 社会的支援の欠如
- 家庭内暴力（DV）
- 意図しなかった妊娠
- 人間関係の要因

(文献15より引用)

表1-3 中等度～強度の産後うつ病の危険因子

- 過去の精神疾患の既往歴と妊娠期の心理的問題
- 社会的支援の欠如
- 配偶者との貧弱な関係性
- 最近のライフイベント
- マタニティブルーズ

(文献16, 17より引用)

・家族歴

家族歴については，再発性の単極性うつ病の姉妹の家族歴を調べた報告がある[18]．家族歴のある群では，家族歴のない群と比べて，産褥期のうつ病の発病率は2倍以上と高い割合を示した．さらに，産後早期の発病群（特に産後6週間以内）では家族集積性が高いことも特徴であった．

双極性障害

双極性障害の危険因子に関しては，体系的な調査は少ない．

・精神科既往歴

デンマークの大規模調査によると，双極性障害の女性では，産後10～19週までの期間の再入院率が高い〔相対危険度（RR）：37.22, 95%信頼区間（CI）：13.58 - 102.4〕こと，妊娠期の再発率についても，双極性障害の既往歴のある女性が高いことが指摘された[19]．

スウェーデン登録研究でも，双極性障害で既往に入院歴のある女性では，特に妊娠期の入院率が高くなり，さらに妊娠中に入院した女性の44%は，産褥期に再入院したという[20]．

米国の調査では，気分障害の女性〔双極Ⅰ型障害，双極Ⅱ型障害，再発性大うつ病性障害（recurrent major depression; RMD）〕の3,017件の分娩を対象として妊娠中から産後6ヵ月までの生涯エピソードを追跡したところ，2/3以上が妊娠中から産後6ヵ月までに少なくとも1回の生涯エピソードを発症していた[21]．診断別には，1) 双極Ⅰ型障害は約半数が妊娠中から産後6ヵ月までに発病し，2) RMDや双極Ⅱ型障害の妊娠中から産後6ヵ月までの再発リスクは40%であり，3) 双極Ⅰ型障害とRMDでは産後の発症が高く，4) 妊娠中から産後6ヵ月までのエピソードは産褥期1ヵ月以内に発症，特にうつ病よりも躁病や精神病が早期に発症すること，が指摘された．

双極性障害の既往歴のリスクに関した最近のメタ分析による報告では，産後の双極性障害再発率は平均17%（95%CI：29.41）であった[22]．産後の再発率に関しては，妊娠期の無治療群では妊娠中に66%が再発したのに対して，予防的薬物療法を受けた群では26%と低値であったことから，双極性障害の女性の場合には，分娩後からの最小限の薬物療法の投与が再発防止に重要であるという．

・薬物中断による再発

双極性障害では，妊娠期間中の薬物維持群と中断群における再発率の経過を比較研究した報告がある（図1-7）[23]．妊娠中期（20週）の時点では，薬物中断群では約75%が再発しているのに対して，薬物維持群では25%と再発が少なかった．このように，双極性障害における妊娠期の

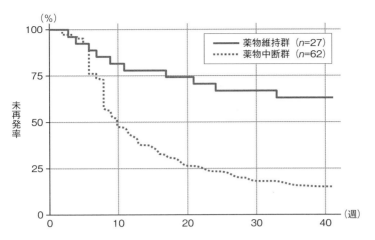
図 1-7 双極性障害の薬物維持群と中断群におけるカプラン・マイヤー生存関数
(文献 23 より引用)

薬物の中断は，再発率を高めることが明らかになったことから，慎重な妊娠期の薬物維持療法が重要である．

• 家族歴

オランダのコホート調査によると，双極性障害の家族歴がある第一親等で，出産後 1 ヵ月以内の発病は相対リスクが 24 倍と高くなった（RR：24.03, 95%CI：15.69 - 36.82）[24]．

産褥精神病

500～1,000 件の出産で 1 回というまれな出現頻度であることから，産褥精神病の危険因子に関した報告は少ない．その中で危険因子として，1) 初産婦であること[25]，2) 精神病または双極性障害による産前の入院歴があること[19]，3) 産褥精神病の既往歴があること[20]，4) 既存の精神病性疾患（特に双極性障害）があること[19,20] が指摘されている．

• 家族歴

家族歴については，英国の研究がある．産褥精神病の家族歴のある双極性障害の女性では，家族歴のない双極性障害の女性と比較して，産褥精神病に罹患する割合は 6 倍高いこと〔オッズ比（OR）：6.54, 95%CI：2.55 - 16.76〕を示した[26]．

まとめ 妊娠に関連する精神疾患に対するリスク管理

- 妊娠中から産後に関連する医療従事者（産科医，助産師，保健師）における注意点：妊娠登録時に把握すべき危険因子[27]
  1. 現病歴と既往歴
     過去または現在の主要な精神疾患（特に統合失調症，双極性障害，他の気分障害，過去の産後の精神病性疾患，産後の重症うつ病）の有無について必ず尋ねる．
  2. 治療歴
     入院治療の期間も含めた精神保健サービス機関による過去の治療について必ず尋ねる．

3. 家族歴
   すべての妊娠女性に，双極性障害または早期の精神疾患（産褥精神病）の家族歴について必ず尋ねる．この両群は，産褥精神病のハイリスク群と考えるべきである．
4. 治療内容
   向精神薬を含む現在の治療について必ず尋ねる．
5. 産後のリスク
   再発性のうつ病，双極性障害，産褥精神病の診断を受けた場合，また，産後の再発リスクが高い場合には，精神科医，専門的な精神医療サービス（保健師など）に必ず紹介する．
6. 親密なパートナーとの関係
   パートナーからの暴力，性的虐待や暴行，不法薬物の使用，自傷行為，社会的支援の欠如などについて慎重に尋ねる．こうしたグループの女性は，うつ病や妊娠期の自殺のリスクが高くなる．

- **精神科医における検討課題**

英国の国立医療技術評価機構（The National Institute for Health and Care Excellence; NICE）が作成したガイドライン（Antenatal and postnatal mental health: clinical management and service guidance）[28]では，周産期の精神疾患のリスク，治療のベネフィットとリスクについて詳細なアドバイスができるように，以下に示すような精神科医向けの検討事項が提示されている．

1. 産褥期の精神疾患に対する治療について，その恩恵，リスク，有害事象の不確実性
2. 個々の治療における有望な恩恵，女性の過去の治療に対する反応性
3. 精神疾患に関連する，女性，胎児，子どもに対する有害な背景リスクと未治療の場合に生じる関連リスク
4. 種々の治療選択に関連して生じる，女性，胎児，子どもに対するリスクや有害事象
5. 特に産後数週間に生じる精神症状が突然発症する可能性（例：双極性障害）
6. 未治療の精神疾患が胎児や子どもに与える潜在的な影響に関した早期治療の必要性
7. 治療の中止や変更に関連して生じる女性，胎児，子どもに対するリスクや有害事象

- **情報の共有化**

周産期に関わる日本の医療保健福祉関連の専門家は多い．しかし，母子保健と精神保健行政の間には，情報共有の点では有機的な情報伝達が円滑に進まない場合がしばしばある．スコットランドのThe Scottish Intercollegiate Guidelines Network（SIGN）が作成したガイドライン[29]では，周産期のヘルスケア専門家に対して，情報を共有した連携の必要性を強調している．例えば，産後に重大な精神疾患のリスクが高い女性に対して，1）同意を得た上で妊娠後期と産後早期に精神医学的管理のために詳細なプランニングを実施すること，2）本人も含めて，周産期サービス，地域の助産師チーム，総合医，保健師，精神科医療サービスとの連携体制を必ず形成することが挙げられている．また，この連携プランの内容は常に患者にも所持させ，1）どのような適切なサポートが必要か，2）問題が生じた時は誰に連絡

するのか（時間外の場合も含める），3）妊娠後期，分娩直後における薬物管理についての決断にも活用しているという．

■ 周産期のうつ病の検出

妊娠に関連するのうつ病は頻度が高いことから，これまでの検出に関した体系的な概括は多い．その中でも，産後うつ病のスクリーニングテストとして，エジンバラ産後うつ病自己評価票（Edinburgh Postnatal Depression Scale; EPDS）[30]，Postpartum Depression Screening Scale（PDSS），Patient Health Questionnaire（PHQ-9）[31]，Kessler Psychological Distress Scale（K10）[32]などの利便性が高く評価されている．

妊娠期のうつ病スクリーニング

元来，産後うつ病のスクリーニングテストとして開発されたEPDSを，妊娠期のうつ病検出に活用した報告はあるが，数は少なく，高い妥当性は報告されていない．妊娠期の区分点に関した英国の研究では，産褥期の区分点12/13点よりも高い14/15点の方が妥当性は高いという報告[33]がある一方，妊娠期の区分点では9/10が高い妥当性である[34]という指摘もあり，一定した見解はない．なお，EPDSの詳細ならびに区分点については他の文献を参照されたい[35]．

英国のNICEガイドライン[28]のEPDSのメタ解析研究によると，妊娠期のEPDS使用の評価は，大うつ病群を検出するには充分な妥当性と信頼性があることを示した（表1-4）．しかし，大うつ病群を妊娠期に検出するための区分点については幅が大きく（12/13～14/15），エビデンスの観点からEPDSの妊娠期の使用に関した信頼性は低いと指摘された．

産褥期のうつ病スクリーニング

・EPDS

2000年の国民的キャンペーン「健やか親子21」以降，EPDSは産後うつ病のスクリーニングテストとして日本の母子保健行政機関において使用された．産後1ヵ月[36,37]および産後6週間の時点[37]における日本版EPDSは，区分点8/9において妥当性と信頼性が高いことが示された．

表1-4 妊娠中のEPDSの妥当性

診断	区分点	対象者（研究件数）	Sensitivity		Specificity	
			Pooled Sensitivity [95% CI]	Range of test data	Pooled Specificity [95% CI]	Range of test data
混合うつ病（大うつ病および小うつ病）	9/10	728 (4)	0.74 [0.65-0.82]	0.5-0.75	0.86 [0.83-0.89]	0.77-0.97
	12/13	722 (4)	0.61 [0.5-0.72]	0.18-0.86	0.94 [0.92-0.96]	0.90-1.0
	14/15	542 (3)	0.47 [0.35-0.60]	0.14-0.66	0.98 [0.97-0.99]	0.97-1.0
大うつ病	9/10	1,258 (3)	0.88 [0.89-0.94]	0.43-1.00	0.88 [0.86-0.90]	0.48-0.93
	12/13	1,219 (8)	0.83 [0.76-0.88]	0.29-1.00	0.90 [0.88-0.92]	0.73-0.99
	14/15	599 (4)	0.72 [0.58-0.84]	0.29-1.00	0.97 [0.95-0.98]	0.93-0.99

（文献28より引用）

通常，EPDSの高得点者に対するうつ病の二次評価が必須である．DSM-5の大うつ病性障害の診断基準[38]を念頭に置いて面接する．見極めのポイントは，産褥婦の抑うつ気分が一時的なものか持続しているものか，あるいは2週間以上持続しているかどうかを明らかにすることである．再評価時点でもEPDSが高得点である場合やうつ病が疑われた場合には，診断とケアのために精神科専門医への受診を勧める．

- Whooleyの2項目質問票（Whooley two questions）

定期的に妊産婦と接する周産期医療の専門家が，うつ病の事例を発見できれば最も都合がよいが，こうした周産期医療の専門家は臨床的にメンタルヘルスの訓練を受けていない．表1-5に示したWhooleyの2項目質問票[39]の利点は，メンタルヘルスの専門家ではないヘルスケアの専門家が事例を早期に発見できて，そして簡便な方法であると言えよう．いずれかに「はい」のある場合，うつ病の疑いとする．

英国のNICEガイドライン[28]では，Whooleyの2項目質問票を，女性のメンタルヘルスや健康についての話し合いの一部として尋ねることを推奨している．その際，EPDSやPHQ-9をモニタリングの一部として使用する．

日本版Whooleyの2項目質問票の妥当性に関した報告[40]では，感度95〜99％，特異度100％であるという．

表1-5 うつ病の検出に関する2項目質問票（Whooley two questions）

1. この1ヵ月間，気分が沈んだり，憂うつな気持ちになったりすることがよくありましたか？
2. この1ヵ月間，どうも物事に対して興味がわかない，あるいは心から楽しめない感じがよくありましたか？

（文献39より引用）

まとめ　妊娠に関連するうつ病の検出

1. 周産期の女性を評価する場合，正常な情動変化がうつ病の症状を隠蔽する場合やうつ病と誤解されることがある．
2. うつ病検出のためのツールは，他の精神疾患（不安障害，強迫性障害，摂食障害，精神病性障害）を検出することはできない．
3. 少なくとも産後4〜6週間後と産後3〜4ヵ月後に，うつ病の症状の有無を尋ねる．
4. ハイリスク（過去または現在うつ病）の女性には，診察のたびにうつ病症状について尋ねる．
5. 臨床的モニタリングや情緒面の問題を容易に尋ねるために，EPDSやWhooley two questionsを産前と産後に用いる．
6. うつ病が疑われた場合，2週間後に再度評価する．症状が継続している場合や，初期の評価で重症の疾患や自殺念慮が見られた場合，その女性は，次の評価のために，精神科医療機関に紹介しなければならない．

予防と早期介入

■妊娠に関連するうつ病の予防

妊娠に関連するうつ病の予防は，効率的な介入によってうつ病の発現を減少させ，さらに母子関係や子どもへの影響を減じることができれば理想的である．ここでは妊娠に関連するのうつ病の予防的介入に関した研究を紹介する．

産前うつ病の予防

これまで，産前うつ病に関する心理学的手段を用いた予防的介入の効果についてのエビデンスはなかったが，最近，認知行動療法（cognitive behavioral therapy；CBT）の治療と予防効果を調べるために，40件の研究をメタ分析したところ，産前うつ病に対してCBTの予防効果があることが指摘されている[41]．

産後うつ病の予防

・心理的および心理社会的方法による介入における予防効果

これまで，産後うつ病に対する心理的および心理的社会介入による予防目的の研究は多いが，残念ながらその有効性を示した結果は少ない．その中でも，メタ解析を用いた最新のCochrane Pregnancy and Childbirth Group's Trials Registerの報告（対象者約17,000人）[42]によると，表1-6に示したように保健師や助産師による産褥期の家庭訪問，電話によるピア（民間）サポート，対人関係療法（interpersonal psychotherapy；IPT）による予防的介入を行った群では，平常ケア群と比較し，産後うつ病に至る傾向は有意に低い（平均RR：0.78，95%CI：0.66 - 0.93）ことが指摘された．また，この論文では，うつ病のリスクを軽減する要因として，1）専門家のみならず非専門家による介入も有効であること，2）多接触ベースのみならず単発ベースによる介入も有効であることも指摘された．

・生物学的治療

産後うつ病の既往歴のある女性に対して，抗うつ薬による薬理学的治療の予防効果を検証した研究がある[43]．三環系抗うつ薬のノルトリプチリンの投与は，予防的効果がなかった．SSRIのセルトラリンを投与すると，うつ病の進行を減弱する効果が見られた．しかし，セルトラリンは，産後うつ病の再発リスクの高い女性に予防的投与としての使用を推奨するための強いエビデンス

表1-6 産後うつ病の心理社会的および心理学的介入における通常ケア群と介入ケア群の比較

方法	研究件数	参加者数	統計方法	効果量
保健師または助産師による産後の集中的な個別家庭訪問	2件	1,262人	リスク比 (M-H, Random)	0.56 [0.43-0.73]
電話によるピア（民間）サポート	1件	612人	リスク比 (M-H, Random)	0.54 [0.38-0.77]
対人関係療法	5件	366人	標準化した平均値の差 (IV, Random)	-0.2 [-0.52-0.01]

（文献42より引用）

はないことが指摘されている．

産後うつ病の治療と予防のためにエストロゲンとプロゲスチンを使用した研究報告[44]がある．プラセボとの比較対照研究では，分娩後48時間以内に産後うつ病の予防のために合成プロゲステロン（ノルエチステロンエナンテート）を投与した群では，予想に反してプラセボ群と比較して，産後うつ病の再発のリスクを高めた．他の報告でも，プロゲスチンの産後うつ病に対する予防効果は否定的である．

エストロゲンの予防的治療については，重症のうつ病女性を対象にした研究では有意な改善をみた[45]が，産後うつ病の再発予防の機序が正確に解明されていないため，今後の課題と指摘されている．

■ 双極性障害の薬理学的予防

前述したように，双極性障害の妊娠期の薬物中断による再発率は高い[23,46]．後ろ向きの予防的調査[47]では，27人の双極性障害の女性の経過を追跡したところ，気分安定薬の服薬群では14人中1人のみが産後3ヵ月以内の産褥早期に再発したが，気分安定薬の未服薬群では13人中8人が産後3ヵ月以内に再発した．生存分析の結果，予防的に気分安定薬を服用した群は，非服薬群に比べて有意に健康を維持できたことから，双極性障害の女性の場合には，産褥期からの気分安定薬による予防が望ましいという．

一方，双極性障害のハイリスク女性の追跡研究[48]では，妊娠期から炭酸リチウムを予防的に継続服薬していた群の妊娠期の再発率は，24.4%と少なかった．さらに，妊娠期に気分障害のエピソードが見られた女性では，産褥期の再発率が60%と高い値を示した．こうしたことから，双極性障害の女性では，妊娠期および産褥期を通した服薬によって周産期の再発リスクを減少させることを示唆した．

非盲検試験[49]では，双極性障害の女性を対象とした，バルプロ酸ナトリウムによる産後の再発予防研究があるが，予防効果は認められなかった．

双極性障害の妊娠および産褥期の再発予防は，臨床的観点から重要な課題である．予防的服薬によるリスク，特に妊娠期の胎児曝露のリスク（特に気分安定薬やバルプロ酸ナトリウム）については，変薬なども考慮して慎重に検討しなければならない．

■ 産褥精神病の予防

産褥精神病の既往歴のある女性については，産後の再発に注意する．産褥精神病の既往歴のあるハイリスク女性に対して，妊娠後期から炭酸リチウムを予防的に投与して経過を調べたコホート研究[50]では，治療を受けた21人中2人のみが再発し，予想した再発率20%の数値よりも低かった．

一方，産褥精神病の既往歴のある女性（29人）の追跡研究[48]では，妊娠期に炭酸リチウムを中止したにも関わらず，妊娠期の精神状態は全例で安定していた．産後の再発に関しては，予防的治療を継続した20人では再発はなかったのに対して，予防的治療を中断した女性での再発率は44.4%と高い値を示した．こうしたことから，著者らは，産褥精神病の既往歴のある女性に対する薬物治療を胎児曝露期では回避して，産後直後から予防的投薬による治療を推奨している．

おわりに

妊娠期からのスクリーニング（同定と危険因子の検出）と早期介入について，最近の話題を中心に概括した．介入の中でも緊急性が高いものは，自殺である．周産期医療の専門職の方には，妊産婦の自殺に対する危機介入については，以下の対応を念頭に置いて診療していただきたい．

1）精神症状の把握

　妊産婦の自殺念慮，自傷障害の観念や行動のほか，母親としての役割を果たせないという自己不全感，子どもに対する愛情疎隔感，疎遠感などの感情表出

2）自殺の危険因子の高い母親の検出と対応

　重症の（再発性）うつ病，産褥精神病，双極性障害などの精神科既往歴，過去の自殺念慮や自殺企図歴の調査．精神科医との緊密な連携を保持した，院内および地域ネットワークの形成

3）患者と家族に対する周産期精神疾患の説明および家族教育

　自殺の危険性，周産期の病像の特異性（重症化）と経過（急激な変化や遷延性）

4）危機管理のための精神科医療システムの活用

　地域精神科緊急ライン（夜間・土日も24時間対応）の活用，自殺念慮や企図のある場合には，精神保健指定医による医療保護入院などの強制入院の活用．

（岡野禎治）

引用文献

1) 岡野禎治：国内外における周産期精神医学研究の歴史と発展．産科と婦人科, 81: 1099-1103, 2014.
2) Lewis GA, et al: Why Mothers Die 1997-1999: Confidential Enquiries into Maternal Deaths in the UK. RCOG Press, 2001.
3) Oates, M: Perinatal psychiatric disorders: a leading cause of maternal morbidity and mortality. Br Med Bull, 67: 219–229, 2003.
4) Cantwell R, et al: Saving Mothers' Lives: Reviewing maternal deaths to make motherhood safer: 2006-2008. The Eighth Report of the Confidential Enquiries into Maternal Deaths in the United Kingdom. BJOG, 118 (Suppl 1): 1-203, 2011.
5) Lewis GA: Why Mothers Die 2000-2002: The Sixth Report of Confidential Enquiries into Maternal Deaths in the United Kingdom. RCOG Press. 2004.
6) Barker DJl: The fetal origins of type 2 diabetes mellitus. Ann Intern Med, 16: 322-324, 1999.
7) Glover V: Maternal depression, anxiety and stress during pregnancy and child outcome; what needs to be done. Best Pract Res Clin Obstet Gynaecol, 28: 25-35, 2014.
8) Leis JA, et al: Associations between maternal mental health and child emotional and behavioral problems: does prenatal mental health matter? J Abnorm Child Psychol, 42: 161-171, 2014.
9) Van Batenburg-Eddes T, et al: Parental depressive and anxiety symptoms during pregnancy and attention problems in children: a cross-cohort consistency study. J Child Psychol Psychiatry, 54: 591-600, 2013.
10) Evans J, et al: The timing of maternal depressive symptoms and child cognitive development: a longitudinal study. J Child Psychol Psychiatry, 53: 632-640, 2012.
11) Stein A, et al: Effects of perinatal mental disorders on the fetus and child. Lancet, 384: 1800-1819, 2014.
12) Murray L, et al: Postpartum depression and child development. Psychol Med, 27: 253–260, 1997.
13) Prior M, et al: Longitudinal predictors of behavioural adjustment in pre-adolescent children. Aust N Z J Psychiatry, 35: 297-307, 2001.
14) Lovejoy MC, et al : Maternal depression and parenting behaviour: a meta-analytic review. Clin Psychol Rev,

20: 561-592, 2000.
15) Lancaster CA, et al: Risk factors for depressive symptoms during pregnancy: a systematic review. Am J Obstet Gynecol, 202:5-14, 2010.
16) Beck CT: A meta-analysis of predictors of postpartum depression. Nurs Res, 45: 297-303, 1996.
17) Wilson LM, et al: Antenatal psychosocial risk factors associated with adverse postpartum family outcomes. CMAJ, 154: 785-799, 1996.
18) Forty L, et al: Familiarity of postpartum depression in unipolar disorder: results of a family study. Am J Psychiatry, 163: 1549-1553, 2006.
19) Munk-Olsen T, et al: Risks and predictors of readmission for a mental disorder during the postpartum period. Arch Gen Psychiatry, 66: 189-195, 2009.
20) Harlow BL, et al: Incidence of hospitalization for postpartum psychotic and bipolar episodes in women with and without prior prepregnancy or prenatal psychiatric hospitalizations. Arch Gen Psychiatry, 64: 42-48, 2007.
21) Di Florio A, et al: Perinatal episodes across the mood disorder spectrum. JAMA Psychiatry, 70: 168-175, 2013.
22) Wesseloo R, et al: Risk of postpartum relapse in bipolar disorder and postpartum psychosis: A systematic review and meta-analysis. Am J Psychiatry, 173: 117-127, 2016.
23) Viguera A, et al: Risk of recurrence of bipolar disorder in pregnant and nonpregnant women after discontinuing lithium maintenance. Am J Psychiatry, 157: 179-184, 2000.
24) Munk-Olsen T, et al: Family and partner psychopathology and the risk of postpartum mental disorders. J Clin Psychiatry, 1947-1953, 2007.
25) Blackmore ER, et al: Obstetric variables associated with bipolar affective puerperal psychosis. Br J Psychiatry, 188: 32-36, 2006.
26) Jones I, et al: Familiality of the puerperal trigger in bipolar disorder: results of a family study. Am J Psychiatry, 158: 913-917, 2001.
27) Royal College of Obstetricians and Gynaecologists: Management of Women with Mental Health Issues during Pregnancy and the Postnatal Period (Good Practice No. 14). Available from: <https://www.rcog.org.uk/en/guidelines-research-services/guidelines/good-practice-14/>
28) The National Institute for Health and Care Excellence: Antenatal and postnatal mental health: clinical management and service guidance. NICE guidelines [CG192], Available at: <https://www.nice.org.uk/guidance/cg192>
29) The Scottish Intercollegiate Guidelines Network: Management of perinatal mood disorders. Available from: <http://www.sign.ac.uk/guidelines/fulltext/127/index.html>
30) Cox JL, et al: Detection of postnatal depression. Development of the 10-item Edinburgh Postnatal Depression Scale. Br J Psychiatry, 150: 782-786, 1987.
31) Spitzer RL, et al: Validation and utility of a self-report version of PRIME-MD: the PHQ Primary Care Study. Primary Care Evaluation of Mental Disorders. Patient Health Questionnaire. JAMA, 282: 1737-1744, 1999.
32) Kessler D, et al: Detection of depression and anxiety in primary care: follow up study. BMJ, 325:1016-1017, 2002.
33) Murray D, et al: Screening for depression during pregnancy with the Edinburgh Depression Scale (EDDS). J Reprod Infant Psychol, 8: 99-107, 1999.
34) Bergink V, et al: Validation of the Edinburgh Depression Scale during pregnancy. J Psychosom Res, 70: 385-389, 2011.
35) 岡野禎治：産後うつ病とその発見方法 - EPDSの基本的使用方法とその応用. 母子保健情報, 51: 13-18, 2005, Available from: < http://www.aiikunet.jp/exposion/manuscript/9206.html >
36) 岡野禎治ほか：日本版エジンバラ産後うつ病調査票（EPDS）の信頼性と妥当性. 精神科診断学, 7: 523-533, 1996.
37) 海老根真由美ほか：うつ病予防のための心理的援助の実際. 助産雑誌, 61: 944-950, 2007.

38) 日本精神神経学会監：DSM-5 精神疾患の診断・統計マニュアル. 医学書院, 2014.
39) Whooley MA, et al: Case-finding instruments for depression. Two questions are as good as many. J Gen Intern Med, 12: 439-445, 1997.
40) 鈴木竜世ほか：職域のうつ病発見および介入における質問紙法の有用性検討── Two-question case-finding instrument と Beck Depression Inventory を用いて. 精神医学, 45: 699-708, 2003.
41) Sockol LE: A systematic review of the efficacy of cognitive behavioral therapy for treating and preventing perinatal depression. J Affect Disord, 177: 7-21, 2015.
42) Dennis CL: Psychosocial and psychological interventions for preventing postpartum depression. Cochrane Database Syst Rev, 2: CD001134, 2013.
43) Howard LM, et al: Antidepressant prevention of postnatal depression. PLoS Med, 3: e389, 2006.
44) Dennis CL, et al: Oestrogens and progestins for preventing and treating postpartum depression. Cochrane Database Syst Rev, 4: CD001690, 2008.
45) Lawrie TA, et al: Oestrogens and progestogens for preventing and treating postnatal depression. Cochrane Database Syst Rev, 2: CD001690, 2000.
46) Viguera AC, et al: Risk of recurrence in women with bipolar disorder during pregnancy: prospective study of mood stabilizer discontinuation. Am J Psychiatry, 164: 1817-1824, 2007.
47) Cohen LS, et al: Postpartum prophylaxis for women with bipolar disorder. Am J Psychiatry, 152: 1641-1645, 1995.
48) Bergink V, et al: Prevention of postpartum psychosis and mania in women at high risk. Am J Psychiatry, 169: 609-615, 2012.
49) Wisner KL, et al: Prevention of postpartum episodes in women with bipolar disorder. Biol Psychiatry, 56: 592-596, 2004.
50) Stewart DE, et al: Prophylactic lithium in puerperal psychosis. The experience of three centres. Br J Psychiatry, 158: 393-397, 1991.

第2章

事例で読み解く 周産期メンタルヘルス ＜妊娠期編＞

II 事例で読み解く周産期メンタルヘルス＜妊娠期編＞

1 妊娠を契機に再燃した統合失調症

　統合失調症の女性．既婚で1子がいる．本人は第2子を希望し，第2子を妊娠．しかし，妊娠後，「妊娠したから薬は飲まない」といって内服を自己中断し，その結果，統合失調症が再燃．思考障害が目立ち，脱抑制的な言動も増えたことにより，夫との関係が悪化した．本症例を通して，妊娠中の抗精神病薬の使用，特に持効性注射剤（LAI）の使用について解説する．

症例

年齢 30代後半

生活歴 同胞3人中第1子として出生．元来勝気，短気，気分易変な性格であった．胎生期，出産，発育に異常を指摘されたことはなかった．小学校5年生のときに転校し，友人が作れず1年半不登校となった．いじめにあったことはないという．高校を卒業後，アルバイトや派遣社員として勤務したが，いずれも人間関係にストレスを感じたため1～2年しか続かず，職を転々とした．職場での大きなトラブルはなかった．X－13歳で結婚し，X－11歳から専業主婦となり，X－7歳で第1子をもうけた．

現病歴
　X－10年頃より，「すれ違う人が自分の悪口を言ってくる」「誰かに監視されている．盗聴器を仕掛けられている」「耳やお腹の中を虫がうごめいている」と訴え，同年3月に精神科病院を受診した．統合失調症の診断にて，リスペリドンやクエチアピンで治療されて寛解に至った．その後，通院を中断したが，それなりに落ち着いて生活できていた．X－8年に第1子を妊娠し，X－7年2月に出産した．出産後は，「子供の面倒は見られない」と言って，育児は夫・母・妹にほとんど任せていた．
　X－6年につじつまの合わない話をするようになったことから，当院を受診．アリピプラゾールを処方されたところ，ほどなく症状は消退し，アリピプラゾール18mg／日で寛解を維持していた．また，「子どもがかわいい」と言うようになり，子どもの面倒を見るようにもなった．

X-1年,本人が主治医に「第2子を妊娠したい」と希望した.夫は「妻が希望するのであれば,いいと思っています」と話した.本人から「アリピプラゾールを飲んでいても大丈夫ですか?」と質問があったため,主治医は「薬剤師と相談してからお返事しますね」と答えた.

1 アリピプラゾールの妊娠への影響

精神科医×薬剤師

精神科医 アリピプラゾールの妊娠に対する影響について教えていただけますか?

薬剤師 アリピプラゾールは比較的新しいお薬なので,まだデータは十分というほどは集まっていませんが,最近になって多数の報告例が出てきています.Ennisらは,第二世代抗精神病薬のうち,オランザピン,クエチアピン,リスペリドン,アリピプラゾールについて,妊娠第一期に服用することで奇形が増えるかどうかを調査しています[1].その結果,相対的リスクはオランザピンとクエチアピンが1.0倍,リスペリドンが1.5倍,アリピプラゾールが1.4倍とのことですが,アリピプラゾールは報告数が少ないのでまだ正確でないとしています.Belletらは,アリピプラゾールを妊娠初期に内服していた妊婦86例の奇形を調べており,アリピプラゾールと催奇形性のリスク上昇との間には有意な相関が認められなかったと報告しています[2].その他の症例報告でも明らかなものはありませんので,現時点では,リスクは高くないと言えるのではないかと思います.

精神科医 ありがとうございます.むしろ,アリピプラゾールを中断して病状が悪化することのリスクのほうが大きそうですね.

経過

薬剤師と話し合った後,主治医は本人と夫に対して「現時点で,妊娠の初期にアリピプラゾールを内服することで,催奇形性などのリスクが増えるということは明らかになっていません.統合失調症が悪くなるリスクを考えると,今内服しているアリピプラゾールをきちんと内服していただくのであれば,妊娠はいいと思います」と伝えた.

X年2月,第2子の妊娠が判明した.産婦人科から精神科主治

医に連絡があり，精神科主治医は本人に再度「アリピプラゾールを内服することは大事なので，内服を継続してください」と伝えた．しかし，本人は「赤ちゃんに悪いと思う」と言って，内服を中止した．

X年5月（妊娠16週），本人が腹痛を主訴に当院夜間救急外来を受診した．産婦人科の診察で胎児に異常所見は認められなかったが，「夫と母と子どもがグルになっていて，厄介者みたいに思われている」「お腹の子のせいで，私の人生はダメになった」「妊娠をやめたい」などと訴えた．

そこで，当院で毎週行っている周産期要支援妊産婦カンファレンスで，この症例について話し合われた．

2 服薬を拒否する患者への対応

 精神科医×産科医×助産師×医療ソーシャルワーカー(MSW)

精神科医 （病歴を提示した後）以上がこの症例の要約になります．この方は薬を飲まなくなると，幻聴や被害妄想に加えて，思考障害といって，話にまとまりがなくなったり，抑制が効かなくなってしまったりすることが顕著になります．そのため，周囲からは「身勝手ばかり言って」と思われてしまって，夫や母との関係が悪くなってしまうことを心配しています．今は「妊娠をやめたい」と言って，周りも動揺しています．お腹の赤ちゃんはどうですか？

産科医 お腹の赤ちゃんは問題ないですね．大丈夫です．

助産師 心配なのは，感情的にすごく不安定なので，胎児虐待に繋がってしまうのではないかということです．私たちも産科外来に来たときには，なるべくお話しするようにしているのですが，ムラがあって，対応に困っています．

精神科医 そうなんですね．地域とはもう繋がっていますか？

MSW 私のほうで，地域には連絡させていただきました．市の保健師（母子保健担当）さんが，ご自宅を訪問しようとコンタクトを取っているようなのですが，本人が会うことを拒否していて会えないとのことでした．

精神科医 それは良くないですね．それでは，本人・ご主人と話し合って，一度，精神科病棟に入院してもらって，状態を安定させることができるようにしましょう．入院となったら産科に併診してもらうことは可能ですか？

産科医 はい，大丈夫です．赤ちゃんのことはこちらで診ますので大丈夫ですよ．

経過

このカンファレンスを受けて，精神科主治医は本人・夫と入院について話し合った．その結果，本人も「辛いから入院したい」と話し，同年6月（妊娠20週）に任意入院となった．

入院後，アリピプラゾール6mg／日は内服したが，それ以上の内服はかたくなに拒んだ．また，入院後数日で「寂しい．家族が添い寝してくれないとだめ」などと言い，退院を要求した．夫に連絡して，医療保護入院への入院形態の変更も含めて話し合ったところ，夫は「いつも勝手なことばかり言って，面倒を見たくないです．もう，入院もいいです」と話し，本人に対しては，「お前，みんなに迷惑ばかりかけているのが分かっていないのか．お前が妊娠を望んだから，その願いを叶えてあげようとみんな頑張っているのに，もう，お前の面倒なんか見たくない！」と激高した．

ちょうどこの時期に，アリピプラゾールの持効性注射剤（long-acting injection；LAI）が発売された．そこで主治医は，この患者にアリピプラゾールLAIを使うことを考え，薬剤師に相談した．

Key Word 医療保護入院
→ p.135参照．

Key Word 持効性注射剤（LAI）
投与後に作用が2〜4週間持続する注射剤．デポ剤とも呼ばれる．精神科領域では，抗精神病薬で複数のLAIがあり，アドヒアランス不良例，拒薬例，内服では十分な効果が得られない例に用いる．

3 持効性注射剤の妊婦への使用

精神科医×薬剤師

精神科医 アリピプラゾールの持効性注射剤は発売になったばかりなので，何も症例報告がないと思いますが，リスペリドンやパリペリドンのLAIを妊婦に使うことについての報告例があったら教えてもらいたいのですが，何かご存知ですか？

薬剤師 はい，リスペリドンLAI，パリペリドンLAIともに症例報告しかありませんでしたが，いずれも使用して問題なかったとのことでした[3,4]．

精神科医 ありがとうございます．この方のようにアドヒアランスが悪い場合，十分治療の選択肢になりますね．

経過

入院後7日目（妊娠21週），主治医は本人・夫と話し合い，精神症状をコントロールすることの大切さについて再確認し，アリピプラゾールLAIについて紹介した．夫は「妻の症状が落ち着くならばぜひ使ってもらいたい」と話し，本人は「先生がどうしてもと言うならばいいです」ということで，一度注射すると4週間効果が持続するアリピプラゾールLAI 400mgの注射を行い，退院となった．

退院2週後（妊娠23週）に外来を受診した際，夫は「いくぶん，落ち着いてきた気がします」と話した．退院4週後（妊娠25週）に受診した際，本人自ら「先生，私，自分がおかしかったって気付きました．いろいろわがまま言ってすみませんでした」と言い，夫は，「前よりもずっと聞き分けが良くなりましたし，落ち着いて生活できるようになりました．この人にはアリピプラゾールがとても大事だということが分かりました」と話した．しかし，この時点でも，いまだ地域の保健師は本人と会えていなかった．また，当院のMSWも本人と面談できていなかった．そのため，本人をどうサポートするかが要支援妊産婦カンファレンスで話し合われた．

> **Point 1**
> アリピプラゾールの持効性注射剤（エビリファイ®持続性水懸筋注用）は，月1回の投与でよい．

4 医療と地域が連携した育児サポート

精神科医 × MSW × 助産師

精神科医 患者さんはアリピプラゾールのLAIがよく効いて，精神的には穏やかになりました．でも，まだ，地域にうまく繋げられていないですよね．

MSW そうなんです．私も電話しているのですが，本人が「まだ大丈夫です」と言って，きちんと面談できていなくて．上のお子さんの育児もしっかり出来ていなかったようなので，どなたが育児できるか心配で…．先生に確認したいのですが，ご本人の養育能力はどうですか？

精神科医 そうですね．これまでの，アリピプラゾールの内服で安定していた時期は，第1子の面倒をきちんと見ることが出来ていました．今回，アリピプラゾールのLAIを導入したことで，アドヒアランスの心配が減りましたので，私としては，養育には大きな支障がないと考えています．

助産師 私のほうでも，この前ご主人とお話しさせていただきました．ご

主人も,「薬をきちんと飲んでいれば穏やかで,子どもの面倒をきちんと見ることができる」とおっしゃっていました.今回の治療でご本人が安定したことを,ご主人はとても喜んでいらっしゃっています.ご主人は,出産時には24時間付き添いが出来るとのことで,その点は安心です.今度,ご本人のお母さんとも話す予定です.

精神科医　ぜひお願いします.地域についてはどうしましょうか?

MSW　先生,よろしかったら,今度の外来の時に私も同席させてもらってもいいですか?そうしたら,本人と話すチャンスができるので.

精神科医　それはいい考えですね.その時に,保健師さんたちが会えるように手はずを整えましょうか.このように皆さんが助けてくださるのは本当にありがたいです.最近読んだ論文でも,統合失調症合併妊娠は,ソーシャルワークが必須であり,精神科,産科スタッフとソーシャルワーカーの緊密な連携が重要と書いてありました[5].まさにそれを実感しています.

経過

この話し合いに基づき,同年8月(妊娠29週),外来受診時にMSWが陪席した.診察時に,市の保健師が自宅訪問をしたいと考えていることを話すと,本人は,「私は人を家にあげるのが嫌なんです.だから,あまり来てもらいたくないです」と話した.夫は,「まぁ,そんなことを言っていますが,助けは必要です.私は1ヵ月育児休暇をとる予定なので,よかったら出産後,私がいる時に来てもらえるように調整してもらうことは可能ですか?」と話した.MSWが,出産時に地域の保健師たちが病院に来ることについて尋ねたところ,本人は「それは問題ない」とのことであった.そのため,地域の保健師に連絡し,出産時に病院に来てもらうこと,そして,出産した時には,退院1週間後に夫と連絡を取りあって自宅訪問してもらうこととした.

同年10月下旬,無事に出産となった.児に問題は認められなかった.本人の精神症状は,アリピプラゾールLAIが奏功したことにより安定した状態を維持することができ,「赤ちゃんがとてもかわいい」と,愛着の問題も認められなかった.現在,アリピプラゾールLAI 400mgの注射を月1回行いながら夫と実母のサポートのもと,2人の子どもの育児に励んでいる.

(根本 清貴)

引用文献

1) Ennis ZN, et al: Pregnancy exposure to olanzapine, quetiapine, risperidone, aripiprazole and risk of congenital malformations. A systematic review. Basic Clin Pharmacol Toxicol, 116: 315-320, 2015.
2) Bellet F, et al: Exposure to aripiprazole during embryogenesis: a prospective multicenter cohort study. Pharmacoepidemiol. Drug Saf, 24: 368-380, 2015.
3) Kim SW, et al: Use of long-acting injectable risperidone before and throughout pregnancy in schizophrenia. Prog Neuropsychopharmacol Biol Psychiatry, 31: 543-545, 2007.
4) Özdemir AK, et al: Paliperidone palmitate use in pregnancy in a woman with schizophrenia. Arch Womens Ment Health, 18: 739-740, 2015.
5) Hansen HV, et al: Psychosis and pregnancy: five cases of severely ill women. Nord J Psychiatry, 55: 433-437, 2001.

2 向精神薬を慎重に選択した統合失調症

統合失調症を発症した後，結婚し妊娠した．夫婦は妊娠の継続を希望しているが，服用している薬の胎児への影響が心配であった．そこで精神科医と薬剤師で主に薬の選択に関するクロストークを行うこととなった．妊娠中期以降は，産科医も加わり妊娠合併症や分娩前後の注意点に関する情報提供を受ける設定である．

症例

年齢 20代後半

生育歴・現病歴

大学を卒業後，会社に就職したが，X−6年5月頃より「周りが自分を変な目で見ている」と感じるようになった．自宅に帰っても盗聴されていると思い，部屋中盗聴器を探し回ることもあった．自分を指示するような声が聞こえるようになり，落ち着きがなくなった．このため，両親に付き添われ精神科病院を初診した．統合失調症と診断され，以後薬物療法を受けるようになった．幻覚や妄想は消腿したが，意欲低下や自閉傾向が次第に目立つようになり，たびたび会社を休むようになった．X−5年後，仕事を辞めて通院中の精神科病院のデイケアに通所するようになった．3年ほどデイケアを続けていたが，一緒に参加していたデイケア仲間の男性と恋愛関係となり，1年間ほど交際した後，お互いの両親も賛成し結婚することとなった．結婚して1年後のX年6月初旬，それまで順調にあった生理が止まり，総合病院産婦人科を受診したところ妊娠（妊娠5週目）が判明した．当時の処方は次項の通りであった．

患者夫婦は妊娠継続を希望したが，現在服用している薬の胎児への影響や今後の精神科の治療について，患者夫婦から産婦人科医に相談された．そこで同院精神科にコンサルトされた．

> 処方
> リスペリドン　3mg／日（毎食後）
> オランザピン　10mg／日（夕食後）
> トリアゾラム　0.25mg／日（就寝前）

1 妊娠初期の向精神薬の選択

産科医×精神科医×薬剤師

産科医 妊娠5週目の患者さんが来院しました．問診で，精神科病院で統合失調症との診断で通院治療していることが分かりました．同時に，精神科の薬を内服していることも確認しました．診察時，患者さんは落ち着いてこちらの説明を聞いていましたが，薬の影響をかなり心配されていました．こちらからの提案ですが，妊娠中の精神的な変調などが私どもに円滑に伝わるようにするために，妊娠期間中は当院の精神科に転院して継続治療できないでしょうか？いずれにしても分娩は，ご夫婦は当院を希望しており，入院後は精神科にお願いする可能性が高いと思います．また，薬の情報に関して精神科病院に聞いたところ，「産婦人科で聞いてほしい」と素っ気なかったとこのことです．当院には妊娠と向精神薬の関係について詳しい薬剤師がいると聞いています．どうぞ，よろしくお願いします．

精神科医 分かりました．確かに妊娠中の医師間での円滑な情報のやり取りは，同じ病院で同時に診察するほうが望ましいと思います．薬については，薬剤師と相談してみます．その上で，患者さんご夫婦およびご両親に情報を提供し，いろいろな決定をしてもらおうかと思います．

精神科医 患者さんご夫婦から，まず「安定剤を服用している最中に妊娠したが，胎児に影響はないか？」との質問を受けました．リスペリドンやオランザピンをはじめ，トリアゾラムも常用するなど多くの種類の薬を服用しています．これらの催奇形性をのおのお考える必要があります．

薬剤師 はい．私もそう感じたので少し調べてみました．国内添付文書の使用上の注意，妊婦・産婦・授乳婦の項の記載としては，3つの薬剤では「治療上の有益性が危険性を上回ると判断される場合にのみ投与すること」と記載されています．

これだけでは患者さんご夫婦の納得は得られないと思い，海外

> **Point 1**
> 薬を服用する，あるいは服用するとした際，どの薬剤を服用するかは患者・家族の自己決定権を尊重する．医療者側は，適切な情報を提供するように努める．

の文献なども含めて確認したところ，第二世代抗精神病薬に関するコホート研究が報告されていました．リスペリドン使用妊婦49例，オランザピン使用妊婦60例を含めた第二世代抗精神病薬を妊娠中に使用していた151例を前向きに解析した研究では，催奇形の発現頻度に関して年齢・喫煙の有無などをマッチさせたコントロール群と比較して，出産結果に有意差はなかったと報告されていました[1]．

両剤とも動物実験でも催奇形性は認められていませんし，妊婦治療例に関する症例報告でも健常児出産例が複数報告されています．ヒトの根拠データは量的に限られていますが，現時点で得られるデータを総合すると，服薬していない一般妊婦が出産した児における先天異常のバックグラウンドリスクと比較して，リスペリドン，オランザピンを妊娠初期に服薬したことにより催奇形の危険度が上昇するとは考えられません．統合失調症のコントロールが悪いと，早産や低出生体重などの母児の問題や産後の育児環境の問題なども懸念されます．ご本人の治療上の必要性を考えると，このまま治療を継続することが最善の選択と考えますがいかがでしょうか？

精神科医 そうですね．ところで，わが国での向精神薬による薬物療法の問題点の一つに，「日本ではベンゾジアゼピン系薬剤を過剰に処方している」との海外からの指摘があり，統合失調症治療においてもベンゾジアゼピン系薬剤が多くの患者に処方されている現状があります．したがって，ベンゾジアゼピン系薬剤の催奇形性についても知っておく必要があると思います．

薬剤師 ベンゾジアゼピン系薬剤のトリアゾラムに関して調査をしたところ，添付文書では，「他のベンゾジアゼピン化合物の投与を受けた患者の中に奇形児を出産した例が対照群と比較して有意に多いとの疫学調査がある」と記載されています．バイアスや交絡因子を排除できるのでより正確と考えられているコホート研究では，ベンゾジアゼピン系薬剤と催奇形性の関連は認められなかったことが複数報告されています．こうした報告のメタアナリシスの結果では，ベンゾジアゼピン系薬剤は催奇形性の危険度を増加させないと結論されています[2]．

具体的に，トリアゾラムに関する公表論文はありませんが，国内の妊娠と薬カウンセリング専門施設が公開している書籍のデータ[3]によれば，器官形成期の服用例72例の出産結果はいずれも健常児であり，他のベンゾジアゼピン系の薬剤同様，催奇形の危険度を増加させないと評価するのが妥当だと考えて良い

ように思いますがいかがでしょうか．

いずれにしても，現時点で得られる医学的，薬学的根拠をもとに判断するとすれば，処方されている3薬剤は，いずれも器官形成期にあたる妊娠初期の服薬であっても催奇形の危険度は一般妊婦と比較して増加していないと判断することが妥当ではないでしょうか．今後も治療上の必要性に合わせて使用し得る薬剤と評価して良いと考えました．ただ，妊娠中の投薬は必要性の高いものに限定するのが原則です．

精神科医 分かりました．統合失調症では，今すぐに全ての薬を中断することは，病気の再燃の危険が極めて高く実施は困難だと思います．抗精神病薬の変更は可能ですが，他のいくつかの抗精神病薬の情報を教えてください．特にハロペリドールは，国内外で催奇形性に関する評価が異なっていると聞いています．この患者さんは以前ハロペリドールが有効だった時期があり，今後精神状態が悪化したときには使用することも検討しています．

> **Point 2**
> 海外と国内では催奇形性のリスクに関する評価が必ずしも一致しないので注意する．評価を説明する際には，必ず国内の添付文書を説明することが大切である．

薬剤師 ハロペリドールに関しては，わが国の添付文書では妊婦禁忌とされています．これは，動物を用いた生殖試験で催奇形性が認められていることが理由と記載されています．また，1966年の古い論文で1報だけ，四肢の奇形の症例報告があることも関連しているようです[4]．一方，米国の添付文書では妊婦禁忌とは位置付けられていません．四肢の奇形があった症例報告についても，潜在的な胎児リスク事例として否定できないので，妊娠中の投薬の必要性が明確な患者にのみ処方するよう注意喚起するにとどまっています．このことは，ヒト生殖発生のバックグラウンドリスクとしての1例報告だった可能性も示唆していると解釈できます．英国の添付文書でも，ハロペリドール使用妊婦の児に奇形がみられたとの報告があり，ハロペリドールの関与を否定は出来ないので，明らかな適応がある症例に限って処方するように勧告していますが，禁忌とは位置付けていません．むしろ米英の添付文書では，妊娠後期に使用した場合の新生児への錐体外路症状の発現や離脱症状の発現への注意を喚起する記載が先行しています．

臨床判断の根拠データを探してみましたが，2005年にENTIS (European Network of Teratology Information Services) というヨーロッパの妊娠と薬カウンセリング薬専門施設の共同研究として，妊婦ハロペリドール使用例188例を含むブチロフェノン系薬剤に関する前向きコホート調査が報告されていますが，曝露された胎児の催奇形リスクは一般妊婦と同様と報告されて

います[5]．つまり，治療上の必要性が高い場合は，使用し得る位置付けになっているのがわが国との大きな違いです．

精神科医 なるほど，よく分かりました．患者さんご夫婦には，それらの内容を率直にお話しして理解を得ていただくようにしたいと思います．あらためて伺いたいのですが，第一世代抗精神病薬の情報は多くあるように思うのですが，第二世代抗精神病薬ではどれほど検討が進んでいるのでしょうか？

薬剤師 妊娠中の投薬による胎児への催奇形性や発達毒性などの影響に関しては，倫理的側面から無作為割り付け試験などは出来ないという限界があります．このため，どうしても情報不足になりがちです．使用実態下の実臨床でコホート研究あるいは症例対照研究が行われるのが一般ですが，これにも実臨床での使用経験が必要です．第一世代抗精神病薬については，使用歴も長いため何らかの疫学研究が存在する薬剤が多いようです．

一方，第二世代抗精神病薬に関しては，臨床導入後10〜20年といったところですので，報告されているコホート研究のサンプルサイズや報告数に限界があるのも事実だと思います．米国では，米国食品医薬品局（Food and Drug Administration; FDA）の指導もあり製薬企業の妊婦曝露例レジストリが進んでいて，今後のデータ集積や解析結果が待たれるところだと思いますが，いずれにしても現時点で，明確な催奇形性との関与を疑わせるシグナルは検出されていないというのが現状と思います．

精神科医 ここで，あらためて薬を服用する際のリスクとベネフィットを整理したいと思います．服用する際のリスクで最も問題となる催奇形性について，先生のアドバイスはよく分かりました．次にベネフィットですが，やはり統合失調症の再燃の問題が挙げられます．薬を中断して数ヵ月以内の再燃は決して少なくありません．ましてや周産期は，妊娠期間の10ヵ月だけではなく産後の育児期間も考慮する必要があります．その間に症状が再燃した際にはそれまで以上の用量の薬を服用する可能性も高く，胎児や新生児への影響は懸念されます．実は，統合失調症における産科合併症の発生には，薬物の影響だけではなく統合失調症自体の悪化による情動不安定による影響もあると言われています[6]．不安定な精神状態による生活では，過度なストレスや栄養不良，飲酒，喫煙などが胎児の成長に大きな影響を及ぼしています．つまり，服薬を継続するということは，これらを予防する上で意義がありベネフィットは十分にあると考えていま

> **Point 3**
> 薬に関する有害情報のみを提供するのではなく，薬物治療を中断した際に生じるリスク，特に精神症状の悪化のリスクも説明する必要がある．

す．したがって，まずは現在の薬の継続を基本として薬物治療を行っていきたいと思います．もちろん，患者さんご夫婦との話し合いの内容により，希望があれば現状の薬を減量することも考慮したいと思います．

> **経　過**
>
> 患者夫婦から薬の減量の希望があったため，リスペリドンを3mg／日から2mg／日に減量して経過を観察した．しばらく安定した状態が続いていたが，11月初旬（妊娠24週）に産科主治医より予想以上の体重の増加と血糖値の上昇を指摘された．巨大児などの産科合併症のリスクがあるため，産科主治医より精神科医に患者の体重コントロールの依頼があった．
>
> [処方]
> リスペリドン　2mg／日（朝夕食後）
> オランザピン　5mg／日（夕食後）
> トリアゾラム　1mg／日（就寝前）

2　妊娠糖尿病のリスク

産科医×薬剤師×精神科医

[産科医] 妊娠24週時の血糖値が高くなっています．体重増加も予想を上回っています．現在内服しているのは，確か糖尿病のリスクがあるという薬でしたよね？

[薬剤師] はい．第二世代抗精神病薬，特にオランザピンやクエチアピンに関しては，添付文書でも糖尿病，あるいは既往のある方は禁忌と位置付けられていますし，血糖値の管理が必要な薬剤です．妊娠中の高血糖は巨大児の問題や，先天奇形の問題にも関与するため，血糖値を正常域に保つことの重要性が日本糖尿病学会[7]および日本産科婦人科学会[7]のガイドラインでも示されています．そこで，産科の先生に教えていただきたいのですが，今回のような患者さんでは，コントロールが付いている薬剤を継続して妊娠を続けて，血糖については継続的にモニタリングし，必要が生じた場合に産科や内科の先生と連携して血糖管理を並行して行う準備をしておくことは，治療選択肢に入らないでしょうか？その理由として，日本糖尿病・妊娠学会では妊娠糖尿病

(gestational diabetes mellitus; GDM)について，「妊娠中にはじめて発見または発症したがまだ糖尿病にいたっていない糖代謝異常であり，妊娠中の明らかな糖尿病（overt diabetes in pregnancy）は含めない」と定義しています．第二世代の抗精神病薬を服用していてもしていなくても，耐糖能異常については産科の先生が日常的にモニタリングされていると伺っています．この患者さんは，ご本人に伺うとジュースやお菓子などの甘いものがお好きなようです．現状ではリスペリドンとオランザピンでコントロールは良好と評価されていると伺いましたので，食事療法や運動療法を含めて生活指導については上手くコミュニケーションが取れそうに感じています．

産科医 確かに今回の患者さんのような場合，精神状態のコントロールが最優先ですので，現在の処方を継続することが望ましいと考えます．したがって，もしこれらの薬剤が原因で血糖が上昇したと考えられる場合でも，薬剤の服用を継続したまま血糖コントロールを図るための治療を開始します．この患者さんの場合，過去に耐糖能異常の既往がありません．さらに，妊娠中の明らかな糖尿病は，非妊娠時の糖尿病の判定あるいは診断基準を満たすような症例ですので，この患者さんはこれには当てはまらず，したがって妊娠糖尿病を疑います．そこで，75g経口ブドウ糖負荷試験で，92 mg/dL（負荷前値），180 mg/dL（負荷後1時間値），153 mg/dL（負荷後2時間値）のいずれか1点以上に異常を認めるようであれば妊娠糖尿病と診断し，ご本人に合った食事療法と血糖自己測定を行います．目標血糖値を達成できなければ，インスリン療法を導入します．ちなみに目標血糖値は，日本糖尿病学会[7]や日本産科婦人科学会[8]が示しているように，血糖自己測定で食前血糖値が70〜100 mg/dL，食後2時間値が120 mg/dL未満です．この患者さんの場合，もし妊娠糖尿病と診断されたとしても，おそらく食事療法のみで血糖のコントロールは可能だと思います．

大事なことなので繰り返しますが，妊娠糖尿病で血糖コントロールが良くない場合や体重コントロールが良くない場合には，母体および児の合併症が増加します．すなわち，血糖コントロールが悪いと，児の発育が大きくなる可能性が高くなり，その結果，分娩時損傷や分娩停止，帝王切開の頻度が高くなります．また，妊娠高血圧症候群の発症頻度も高くなります．また，母体の肥満がある場合や妊娠中の体重増加量が大きいと，血糖と独立して妊娠高血圧症候群発症と関連するので注意が必要とな

> ります．

精神科医 分かりました．それでは，先生のご指摘を念頭に置き今後もオランザピンの継続投与で考えてみます．実は，オランザピンのような多元受容体標的化抗精神病薬（multi-acting receptor-targeted antipsychotics；MARTA）だけに注意するのではなく，クロルプロマジンやレボメプロマジンなどのフェノシアジン系抗精神病薬も，半世紀ほど前からすでに体重増加や耐糖能異常が指摘されているので，仮にこれらの薬を投与する場合でも慎重にしたいと思います．

精神科的観点から，重要なポイントをいくつか追加で指摘します．第一にオランザピンの特徴に関してですが，オランザピン内服の患者さんの全員が体重増加するわけではないこと，第二に，発売当初に話題となったオランザピン服用者のペットボトル症候群による死亡パターンは現在ほとんどみられていないということ，そして第三に，統合失調症の周産期の薬物治療の原則として，これまでに効果のあった抗精神病薬を優先することが望ましいということです．これらを総合的に考えると，医療者側から積極的にオランザピンを排除する必要はなく，これらのいろいろな特徴を患者さんやご家族に提供し情報を確認しあった上で自己決定されることが望ましいと思います．患者さんやご家族がその過程を経てオランザピンを選択した際には，むしろ体重コントロールのためにお互いに積極的に頑張るという姿勢が期待できると思います．ただし，第二世代抗精神病薬の内服中に，体重増加を伴わない耐糖能異常も報告されているので，適切なフォローアップが必要だと思います．

Key Word
MARTA
ドパミンD_2受容体だけではなく，セロトニン受容体，アドレナリン受容体，ヒスタミン受容体など多種類の受容体に作用することで幻覚・妄想を改善する薬剤．

Key Word
ペットボトル症候群
糖分を有する清涼飲料水を大量に飲み続けることにより，急激に高血糖とケトアシドーシスが惹起される．重症では意識障害を経て死に至ることもある．

経 過

処方変更後，しばらく精神的に安定していたが，X+1 年 1 月初旬（妊娠 31 週）頃より，落ち着きがなく家の中を徘徊し独語するようになった．患者は精神科主治医に，「以前落ち着かないときに，エチゾラムがとても効いていた」としきりに訴え，エチゾラム処方を強く要求するようになった．夫も患者に同調し，結果，エチゾラム 1mg／日を内服するようになった．

さらに患者は，不安時にはエチゾラムが効くとの理由で 1 日 5〜10 回服用していたという．最近の精神科の受診時には明らかな幻聴や被害妄想を認め，また精神症状の再燃を認めた．

処方
リスペリドン　2mg／日（朝夕食後）
オランザピン　1mg／日（夕食後）
トリアゾラム　1mg／日（就寝前）
エチゾラム　　1mg／日（朝夕食後）

3 妊娠後期から出産前の向精神薬の選択

精神科医×薬剤師×産科医

精神科医 この状態での出産は早産や胎児発育不全の可能性が高いです．精神的に不安定になってきた背景の一つに，服薬アドヒアランスの低下が考えられます．きちんと遵守するよう，あらためて指導したいと思います．一方で，エチゾラムを過剰に要求するようになっています．ベンゾジアゼピン系薬剤の妊娠後期や出産への影響についてあらためて教えてください．

薬剤師 ベンゾジアゼピン系薬剤は，妊娠後期の服薬により児に移行して，新生児に哺乳困難，嘔吐，活動低下，筋緊張低下，過緊張，嗜眠，傾眠，呼吸抑制・無呼吸，チアノーゼ，易刺激性，神経過敏，振戦，低体温，頻脈などを起こすことが報告されています．また，離脱症状あるいは新生児仮死として報告されることもあるようです．1日5〜10回というのは常用量上限から常用量を超える用量になりますので，他の抗精神病薬を併用していることも併せて考慮すると，新生児に活動低下，筋緊張低下，嗜眠，傾眠，呼吸抑制などの抑制性の作用が現れる確率は高いと考えなければならない状況です．誤った理解に基づく服薬中断により，明らかに原病のコントロールが不良だと思います．産後の育児能力の問題も生じかねないので，個々の薬剤の新生児への影響については私たち薬剤師からも話してみます．理解を得るためにも，母子の健康のためにも，何とかコントロールの良い状態にもっていって分娩できるよう，先生からの患者指導をよろしくお願いいたします．

精神科医 分かりました．確かにベンゾジアゼピン系薬剤の使用は注意が必要ですね．このような患者さんでは，これ以上のエチゾラムは処方せず，まずこれまで通りの服用を勧め，それでも軽快しないときには抗精神病薬を増量せざるを得ないと考えています．抗精神病薬の出産前の使用上の注意についても整理する必要がありますね．

> **Key Word**
> アプガースコア
> 出生直後の新生児の身体状態を，5項目・10点満点で得点化したもの．その時の状態や今後の治療の必要性などの評価に役立つ．

薬剤師 妊娠後期に抗精神病薬を使用していた妊婦と児に関する調査が報告されています．その報告では，抗精神病薬を投与しても出産直後の新生児のアプガースコアはおおむね正常だったとされています[9]．

いずれにしても添付文書で注意喚起されているように，新生児に哺乳障害，傾眠，呼吸障害，振戦，筋緊張低下，易刺激性などの離脱症状や錐体外路症状が現れる可能性については留意する必要があると思います．一方，こうした影響はあくまで一過性のものであり，児の長期的な発育や予後に影響を与えるものではないので，医療関係者が準備しておくべき問題点ではありますが，妊婦自身が不安に思うことではないし，まして休薬しなければならない問題でもないと認識されていると思います．もしよろしければ，私たち薬剤師からも，お子さんの長期予後に関係する問題ではなく産後の一次的な経過であり医師，薬剤師，助産師のサポートが可能なこと，過剰な心配はいらないことをお話ししてみましようか．

産科医 よろしくお願いします．今後の予定ですが，特に分娩に関する話をしたいと思います．薬剤師さんのご指摘の通り，妊娠後期，特に分娩前にベンゾジアゼピン系薬剤を服用すると，新生児の離脱症状や筋緊張低下，傾眠，呼吸抑制などを生じることが報告されており，私どもの病院のように小児科の先生が24時間体制で新生児を管理いただける環境での分娩管理が必要となります．すなわち，分娩時には必ず小児科医に立ち会っていただける体制が必要です．患者さんにもこの点を十分に説明してご理解いただき，当院には小児科のサポートがあることを伝え，安心していただくこともメンタルヘルス上，重要です．

分娩は，患者さんにとって不安の大きな原因になります．帝王切開が一番安全ではなく，経腟分娩が本来は母児にとって安全であることを患者さんご夫婦に説明し，ご本人のメンタルヘルスの視点より，患者さんにとって望ましい分娩方法を産科医，精神科医，患者，家族が十分に話し合い，決めることが重要だと思います．外来や入院時の患者さんや家族へのサポートには，臨床心理士や助産師，看護師による連携支援がとても有用になると考えられます．

> **経過**
>
> 夫の今まで以上の協力により患者の服薬アドヒアランスは向上し，X+1年2月初旬（妊娠36週）頃より精神症状は軽快したが，一方でしばしば出産への不安を訴え不眠が続いていた．出産が近づいた2月中旬に突然，患者夫婦から新生児への影響を心配して向精神薬の中断の強い申し入れがあり服薬を中断することとなった．
>
> X+7年2月下旬（妊娠38週），産科医や精神科医，患者，家族との相談の結果，帝王切開により男児を無事出産した．出生時体重は3,120gで，明らかな身体奇形は認めなかった．しかし，患者は産後まもなく口数が減り困惑状態となり，幻聴も出現するようになった．抗精神病薬を増量する必要があり，患者や夫は増量に同意したが，患者本人には母乳を与えたいとの希望があった．

4 向精神薬の投与と授乳の是非

精神科医×薬剤師×助産師

精神科医 やはり，妊娠後期に中断したオランザピンがこの患者さんには効果があったように思います．産後に再投与したいのですが，いずれにせよ国内の添付文書では全ての向精神薬が授乳に禁忌となっています．母乳を与えるということは，母乳に含まれるさまざまな成分により免疫機能や認知機能の向上が指摘されているだけではなく，母子関係にも良好な影響を与えるといわれています．患者さんご夫婦には，国内だけでなく海外の事情も説明したいのですが，どうでしょうか？

Point 4
産後は統合失調症や双極性障害が悪化しやすいので，注意深い観察が必要である．また，悪化した際には積極的な治療が必要である．

薬剤師 私も同感です．米国小児科学会も日本小児科学会も，母乳栄養の利点を尊重する勧告や報告書を公表しており，新生児の栄養学的，免疫学的メリットや，母子の情緒形成へのメリットを重要視する考え方が主流で，わが国の添付文書の画一的な記載とは大きな違いがあるのが現状だと思います．動物あるいはヒトの母乳に，微量の薬物あるいは代謝物が検出されるから授乳を禁じているのは，わが国の添付文書特有の問題だと思います．少し文献を確認してみましたが，相対乳児摂取量（relative infant dose; RID）で評価するのが最近の標準的な考え方で，現在使用中の治療薬については，リスペリドン4.3%，オランザピン4.0%と比較的少ないと報告されています[10,11]．なお，エチゾラムについては，わが国のみで使用されている薬剤で母

Key Word
RID
→ p.71 参照．

乳移行性や乳児への影響に関する研究報告がないため，直接的には評価しづらい現状です．

トリアゾラムの薬物動態から考えて，7～8時間程度ぐっすり眠って，翌朝起きて授乳するころには薬物は母体血中にもごく微量しか残っていないので，母乳に移行する薬物についてはごく微量と推定されます．1例のみですが，トリアゾラム服用中の授乳婦の乳児に鎮静は認められなかったことが報告されています[12]．他の睡眠薬であればゾルピデム，他の抗不安薬であればアルプラゾラムなどについてRIDが報告されていて，ゾルピデムで0.02%未満，アルプラゾラム3%程度とのことです[13,14]．処方の変更を検討する際には参考になるかと思い，念のためにお調べしました．

情報は不足していますが，例えば昼間は母乳保育にして，夜間は疾患コントロールも含めて人工栄養にする方法も考えられます．こうすることにより母乳のメリットを活かしつつ，RIDを半分にできますし，母体の疾患コントロールにも良い効果が得られると考えるのはいかがでしょうか．

[助産師] 多くのお母さんは産後に母乳を希望されます．助産師としては，母乳移行性が大丈夫でしたら，母子関係確立の支援として母乳保育を勧めたいと考えています．母乳保育をする母親は，不安が低く子どもに対して肯定的・重要的な感情が高くなるという報告[15]や，愛着形成に関与し母親の自己効力感を高める効果があるという報告があります[16,17]．患者さんが子どもと関係を築いていく支援になると思います．しかし，母乳保育により睡眠が少なくなることや母乳分泌不足の悩みが，精神状態にどのように影響するかも気になっていました．母乳保育では，生後3ヵ月頃までは夜間も1～3時間ごとに起きるので，お母さんたちは睡眠不足になります．また，母乳の不足分を人工栄養で補うことができれば，少しは不安を減らせると思います．また，人工栄養は家族のサポートも得られ，休息をとりやすいこともメリットだと思います．

[精神科医] なるほど，確かに国内でも授乳を勧める動きもあり，国内の授乳と向精神薬服用の関係が今後は変わってくる可能性がありますね．患者さんご夫婦に情報提供して，今後の薬物治療を決めたいと思います．

（鈴木 利人，杉山　隆，林　昌洋，新井 陽子）

引用文献

1) McKenna K, et al: Pregnancy outcome of women using atypical antipsychotic drugs: a prospective comparative study. J Clin Psychiatry. 66: 444-449, 2005.
2) Koren G: Medication Safety in Pregnancy and Breastfeeding. McGraw-Hill Education, 2007.
3) 林 昌洋ほか：実践 妊娠と薬. 第2版, pp 69-72, じほう, 2010.
4) Van Waes A, et al: Safety Evaluation of Haloperidol in the Treatment of Hyperemesis Gravidarum, J Clin Pharmacol, 9: 224-227, 1969.
5) Diav-Citrin O, et al: Safety of haloperidol and penfluridol in pregnancy: a multicenter, prospective, controlled study. J Clin Psychiatry. 66: 317-322, 2005.
6) 鈴木利人：精神科ユーザーの妊娠出産①統合失調症. 精神科治療学, 28: 533-560, 2013.
7) 日本糖尿病学会編：妊婦の糖代謝異常. 科学的根拠に基づく糖尿病診療ガイドライン 2013, pp 217-228, 南江堂, 2013.
8) 日本産科婦人科学会・日本産科婦人科医会編：妊娠糖尿病, 妊娠時に診断された明らかな糖尿病ならびに糖尿病合併妊娠の管理・分娩法は？ 産婦人科診療ガイドライン 産科編 2014, pp 24-28, Available from: <http://www.jsog.or.jp/activity/guideline.html>
9) Newport DJ, et al: Atypical antipsychotic administration during late pregnancy: Placental passage and obstetrical outcomes. Am J Psychiatry. 164: 1214-1220, 2007.
10) Hill RC, et al: Risperidone distribution and excretion into human milk: case report and estimated infant exposure during breast-feeding. J Clin Psychopharmacol, 20: 285-286, 2000.
11) Ambresin G, et al: Olanzapine excretion into breast milk: a case report. J Clin Psychopharmacol, 24: 93-95, 2004.
12) Kelly LE, et al: Neonatal benzodiazepines exposure during breastfeeding. J Pediatr. 161: 448-451, 2012.
13) Oo CY, et al: Pharmacokinetics in lactating women: prediction of alprazolam transfer into milk. Br J Clin Pharmacol, 40: 231-236, 1995.
14) Pons G, et al: Zolpidem excretion in breast milk. Eur J Clin Pharmacol, 37: 245-248, 1989.
15) 武本茂美ほか：児の栄養法別による育児不安および対児感情の関連. 日助学会誌, 25: 225-232, 2011.
16) 松永正子：母親が授乳体験を通して得た母乳育児継続に結びつく思い. 看護教育研究集録, 36: 246-253, 2010.
17) 笹野京子ほか：3ヶ月児をもつ母親の愛着と哺乳形態に関連する要因の検討. 富山医科薬科大学看護学会誌, 6: 111-121, 2005.

II 事例で読み解く周産期メンタルヘルス＜妊娠期編＞

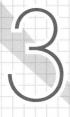 妊娠期における中等症のパニック障害

　一般に，妊娠期や産後に重なるパニック障害の治療にあたっては，単に患者の精神症状に対する有益性や身体に対する危険性を考慮するだけでなく，胎児や乳児に対する安全性にも注意しなければならないことは言うまでもない．また，産科医や助産師，心理士だけではなく，医療ソーシャルワーカー（MSW）を通じて地域の保健師と連携していくことが必要であることが多いため，これら多職種の医療関係者と精神科医とのクロストークを交えながら，精神科診断や治療，家族への対応も含めて解説する．

症例

年齢 30代前半

既往歴 X－7歳の時，メニエール病と診断され，近所の耳鼻科に通院歴がある．

生活歴 二人姉妹の第1子として生育する．高校卒業後上京し，大学を卒業して銀行に就職した．X－6歳で結婚し仕事はそのまま続け，会社員の夫と二人で暮らしている．

家族歴 特になし

病前性格 誠実で頑張り屋．責任感が強い．

現病歴

　X－3歳の時に，これまでの仕事ぶりが職場で高く評価されて，グループリーダーを任されることになった．部下7人の教育・指導をするようになったが，実際何をどうしたらいいか分からず，上司は「好きにやっていい」と言うだけで，ほとんど指示がもらえなかった．その頃より会議中などに突然「胸がカーッと熱くなって」息苦しくなり，動悸，めまい，発汗などが出現して，仕事が続けられないことがあった．メニエール病が再発したのではないかと考えて，以前通院していた耳鼻科を受診したが検査の結果は異常がないと言われ，大学病院の総合内科を紹介された．心電図やレントゲン，血糖値，甲状腺をはじめとする内分泌機能などを調べられたが，異常所見はなかった．その後，同様の発作は職場だけでなく，通勤の満員電車の中でも繰り返すようになり，毎朝「また発作が起きるの

Key Word
パニック発作

Key Word
広場恐怖

ではないか」と不安になって，夫が付き添わないと通勤できなくなった．このため，内科医の勧めで同病院精神科を夫同伴で受診した．

> **Key Word**
> 予期不安

精神科では，これまでの経過や身体所見から「広場恐怖を伴うパニック障害」と診断され，パロキセチン10〜20mg／日，ロラゼパム1.5mg／日で様子を見ていたが，なかなか症状が落ち着かないため休職し自宅療養となった．パロキセチン30mg／日，ロラゼパム3mg／日まで増量したところ，次第に家のことができるようになった．そのため，主治医や産業医と相談のうえ，しばらくはグループリーダーをしないことで本人も納得し，休職期間4ヵ月の後に2週間の試し出社の時期を経て，元の職場に復帰した．その後はほぼ順調で，1年半通院した後，症状もすっかり改善し治療も終了した．

X歳の時，職場の異動があり他の支店の勤務となった．同じ頃，産婦人科クリニックで妊娠6週であることも判明し，一人でいるときに突然「胸がカーッと熱くなって，自分がコントロールできなくなるのではないか」と不安を感じるようなことがたびたび見られた．早速，以前通っていた大学病院精神科を受診したが，妊娠期における薬物療法と心理療法について，特に薬物を使用した場合の効果と危険性を説明したところ，本人が胎児に与える薬物の影響を心配し，夫とも相談して今回は認知行動療法（→p.92）を受けることになった．

1 妊娠初期における中等症のパニック障害への対応

心理士×精神科医

心理士 精神科外来で認知行動療法を担当しています．この患者さんは「広場恐怖を伴うパニック障害」の再発ということですが，どういう経過で今回に至ったのですか？

精神科医 もともとこの患者さんは，今回の妊娠前にパニック障害を発症しています．その際は，職場における仕事の負担の増大が契機となりました．一般に，妊娠前からパニック障害に罹患していた患者の経過を追った研究では，妊娠にあたって改善ないしほとんど変化がないといった結果が多く，悪化という報告はわずかでしたが[1]，一方で産褥期には悪化することが多いと報告されています[2]．この患者さんは，職場が異動して仕事の内容も仕事環境も変化したばかりのところに，初めての妊娠を知らされました．患者さんにとって負荷が重なったために再発したと

考えられます．

心理士 ところで，パニック障害はどのような人に起こりやすい，などの特徴はあるのですか？

精神科医 精神疾患の中でも，パニック障害／パニック症をはじめとする不安障害／不安症は女性に多くみられる疾患と言われています[3]．また，パニック障害の好発年齢は15～24歳で[4]，しばしば慢性の経過をたどることが多いことから，多くの妊娠期・産褥期にある女性が経験することになると考えられます．その妊娠期・産褥期におけるパニック障害の有病率は1.3～2.0％で，一般人口における有病率と同等です[3]．また，妊娠期のパニック障害の発病率は0～53.8％と，報告によってかなり幅があります[2]．

心理士 分かりました．では，今回の治療に認知行動療法を選択したのはなぜですか？詳しい経緯を教えてください．

精神科医 精神疾患を妊娠前より合併している妊婦さんの治療にあたっては，精神疾患を安定化して妊娠を継続させることが第一と考えますが，治療により母体や胎児に与える影響も考慮する必要があります．治療としては主に，今回お願いする認知行動療法のような心理療法や，向精神薬を用いた薬物療法などが挙げられます．これらについて，それぞれの効果と危険性について患者さんとご主人に説明した結果，患者さんは薬物の影響を一番心配されてご主人とも話し合い，認知行動療法を選びました．もちろん，認知行動療法が広場恐怖を伴うパニック障害にも有効性があること[5]についても説明しています．この話の中で，薬物療法については以前の治療で効果があることが分かっていますので，もし心理療法でうまくいかなければ薬物療法に切り替える可能性があることも話し合われました．

心理士 分かりました．効果が出るといいのですが，逆にパニック障害がさらに悪化することも考えられますか？

精神科医 そうですね．一番心配なのはパニック障害の症状がうまくコントロールできないまま妊娠が進んでいくことと，さらにうつ病を合併して自殺などに追い込まれてしまうことです．その点はご主人からも絶えず情報を得て，気を付けていきたいと思いますし，今後はこの患者さんの認知行動療法に対する治療反応性なども教えてください．

経過

心理士による認知行動療法が始まったが，病状は治まらず，しばしば職場を休むようになってきたため，休職して様子を見ることになった．その後も，家の中に一人でいると「また発作が起こるのではないか」と一層不安になったため，実家の両親のもとに帰ることも考えた．しかし，実母が慢性関節リウマチでサポートが期待できず，また本人から「生活パターンが変わることの方が不安」ということで，妊娠9週よりセルトラリンを25mg／日から始め75mg／日まで漸増，同時に予期不安が強い時や発作時にロラゼパム0.5mg／日を頓用で用いることにした．さらに患者には，自己判断で薬物を減量したり中断したりすると再発の危険性があるため，その前に相談するように付け加えた．それとともに，今後の妊娠中や産後の産科的管理や新生児への対応のことも考え，同じ大学病院の産科に通院することになった．

2　妊娠初期の薬物療法

精神科医×産科医

精神科医：お世話になります．患者さんの状態はどうでしょうか？

産科医：現在，妊娠10週で産科的には順調です．パニック障害と聞いていましたが，表面的にはそれほど不安な状態は見られませんでした．本人さえ問題なければ，病院の母親学級に参加してもらいたいと思いますがいかがでしょうか．

精神科医：最初は見学だけにしたり，ご家族に同行してもらったりするなどして，本人が無理なく慣れていくようなら，むしろその後の本人の不安を抑える意味でも良いことだと思います．パニック障害は突然，予期しないパニック発作が繰り返し起こる病気で，普段はそれほど不安の症状を示さないのが一般的です．ただ，いったんパニック発作が起こると，強い恐怖や不快感とともに，動悸や息苦しさ，発汗，震えなどの身体症状が伴うことが特徴です．「発作が起こるのではないか」という予期不安も認められます[6]．

産科医：広場恐怖を伴っているということですが，これから妊娠や分娩の経過で何か気を付けることはありますか？

精神科医：広場恐怖とは，パニック発作が起きたときに，その状況から脱出することが困難で，援助も得られないかもしれないと考えて，

これらの状況に恐怖を感じたり，回避したりすることを言います[6]．この患者さんでは，満員電車や一人で外出することなどがその状況にあたります．これから先生の診療の中で，そのような状況が起こるかもしれません．たとえば，狭い空間や長時間拘束されるような検査，分娩自体もそうなるかもしれません．そういう状況でも，ある程度本人が耐えていたり，避けようとしたりすることもあります．何かそういう場面がありましたら，すぐに私に言ってください．どうしても必要な検査や分娩時などは，夫に付き添ってもらったりすることが必要になるかもしれません．これらの点は助産師さんにも理解してもらってください．

産科医 この患者さんは妊娠9週より薬物療法を始めています．いま使用している薬物の母児への影響について精神科医の見解を教えてください．

精神科医 ご承知のように，母体内で受けた薬物の影響が胎児の器官形成に影響を及ぼす形態的催奇形性（morphological teratogenicity）について，妊娠4週から7週までの時期は胎児の中枢神経系，心臓，消化器，四肢などの重要な臓器が発生・分化し，形態奇形を生み出す最も危険な臨界期にあたりますが，この患者さんはすでにこの時期は過ぎています．しかし，妊娠8週から15週までの時期も，胎児の中枢神経系の発達は続くうえ，口蓋の閉鎖や性器の分化などはこの時期に行われますので，催奇形性のことは気を付けなければいけません．この点については，患者さんやご主人にはすでに説明してあります．もともと，こうしたことを踏まえて認知行動療法で対処しようとしたのですが，十分な効果が見られませんでした．そこで薬物療法を採用したわけですが，現在服用している抗うつ薬と抗不安薬について，どのくらい催奇形性が関係してくるのかが問題になるかと思います．

パニック障害の治療について，日本では，患者さんが妊娠前に服用して効果のあったパロキセチンと，現在服用しているセルトラリンの2つの選択的セロトニン再取り込み阻害薬（selective serotonin reuptake inhibitor; SSRI）が保険上適用となります．このうちセルトラリンについては，パロキセチン以外のSSRIと同様に，特に形態奇形が多いとか，ある特殊なタイプの奇形が見られるといった統一した所見はありませんが，パロキセチンについては心室中隔欠損をはじめとする心臓血管系の異常が増加する可能性が指摘され，その後は否定的な報告

Point 1 この時期を「絶対過敏期」と言う．

Point 2 この時期を「相対過敏期」と言う．

も出ていますが結論に至っていません[7]．今回の妊娠で，これらの事実を患者さんやご主人に説明したところ，以前服用し効果のあったパロキセチンではなく，セルトラリンを選択しました．もう一つ，抗不安薬のロラゼパムですが，抗不安作用が強く，患者さんにとっては以前も服用していた薬ですので，不安が強い時のみ頓用として使用することにしました．ロラゼパムのようなベンゾジアゼピン系抗不安薬は，かつて口唇裂や口蓋裂などの奇形を発生する危険性が高いという報告がありました．しかし，ベンゾジアゼピン系抗不安薬の症例対照研究のメタアナリシスでは大奇形全体および口唇・口蓋裂の危険性が増加しましたが，コホート研究のメタアナリシスでは両者の危険性がともに認められなかったことから，エビデンスレベルの高いコホート研究の結果を採用し，催奇形性は否定されています[8]．また，その後に行われた大規模調査研究でも，口唇・口蓋裂の危険性の増加は認められておらず[9]，ベンゾジアゼピン系抗不安薬の催奇形性について現在は否定的です．ただ，これらの薬物はいずれも依存を生じる危険性が報告されており，そういう意味でも頓用という形にしました．

> **Key Word**
> メタアナリシス
> 独立した複数の研究の結果を統合し，より幅広い見地から統計的手法を用いて分析すること．

産科医 分かりました．では今後は，妊娠の経過の中で適宜，先生とこの患者さんについての情報を交換し連携していければと思います．

精神科医 最後にパニック障害について，SSRIやセロトニン・ノルアドレナリン再取り込み阻害薬（serotonin and noradrenaline reuptake inhibitor; SNRI）を続けたときと中止したときの再発率を比較した研究のメタ解析では，続けたときの再発率が有意に低いことが分かっています[10]．実際にSSRI中止後の再発の頻度は8～28週の観察期間で8～13％，悪化は32％と報告されていますので[11]，患者さんには無断で服薬を中止しないように話しました．

経 過

妊娠中期になると，薬物療法の効果や夫の協力もあってパニック症状は落ち着き，発作時のロラゼパムもほとんど使用せずに過ごせるようになった．しかし，患者の体重増加が目立ってきたため，産科医から現在の処方が体重増加に関係しているかどうかの問い合わせがあり，また今後の胎児の成長に関する可能性についても話し合うことになった．

3 妊娠中期〜後期の薬物療法が与える影響

産科医×精神科医

産科医 このところ患者さんは心身ともにとても安定しているようですが，今後のことを考えて，地域連携室のMSWに依頼して，患者さんが住んでいる地域の保健師（母子保健担当）とも連携できるように診療情報を提供してもらいました．今後は，この保健師との連携を密にしていきたいと思っています．また，最近体重増加が目立ってきました．いま服用している向精神薬について，体重増加への影響を確かめたいのですがどうでしょうか？

表2-1 主な向精神薬の体重増加への影響

区分	薬品名	危険性
抗精神病薬	オランザピン	高
	クエチアピン	中間
	パーフェナジン	低
	アリピプラゾール	最低
抗うつ薬	ミルタザピン	中間
	パロキセチン	低
	フルボキサミン	最低
	セルトラリン	最低
	エスシタロプラム	最低
	デュロキセチン	最低
	ベンラファキシン	最低
	トラゾドン	最低
気分安定薬	炭酸リチウム	高
抗てんかん薬	バルプロ酸ナトリウム	高
	カルバマゼピン	低
	ラモトリギン	最低
抗不安薬・睡眠薬	ジフェンヒドラミン	低
	ベンゾジアゼピン系薬剤	最低
	非ベンゾジアゼピン系薬剤	最低
	ラメルテオン	最低

6ヵ月以上の長期服用による．
高：平均体重増加が5kg以上および／または基線からの7％以上の増加例が50％を超えると見込まれる．
中間：平均体重増加が2.5〜5kgおよび／または基線からの7％以上の増加例が25〜50％と見込まれる．
低：平均体重増加が1〜2.5kgおよび／または基線からの7％以上の増加例が10〜25％と見込まれる．
最低：平均体重1kg未満の増減および／または基線からの7％以上の増減例が10％未満と見込まれる．

（文献12より引用）

精神科医 確かに，向精神薬の中には長期に服用していると体重増加をきしやすいものがあります[12]．しかし，この患者さんが服用しているセルトラリンなどのSSRIは体重増加の影響は少なく，またロラゼパムなどのベンゾジアゼピン系抗不安薬も同じく影響は少ないと言われています（表2-1）[12]．

産科医 そうすると，精神科的には体重増加に影響を与える特別なものはないと考えてよいですか？

精神科医 そう思います．ですから，この患者さんの場合は一般的な食事制限などの指導で良いのではないでしょうか．

産科医 分かりました．患者さんがあまり神経質にならない程度の指導をしたいと思います．もう一つ，パニック障害やその薬物が母体や胎児の成長に与える影響を教えてください．

精神科医 まず，パニック障害自体が早期産や出産時低体重と関連があることが明らかにされています[13]．また，この患者さんが主に服用しているセルトラリンなどのSSRIですが，程度は軽いものの，やはり早期産や出生時低体重をきたす危険性があることが報告されていますので，一定の注意が必要です[7]．

さらに，母体内で受けた薬物の影響が出生後の児の精神神経発達に影響を及ぼす，機能的あるいは行動的催奇形性（functional or behavioral teratogenicity）についてですが，この患者さんが服用しているセルトラリンなどのSSRIは，児が成長して幼児期の一定の年齢になった時点で知能指数の低値や問題行動が認められるかという検討はまだ十分とは言えませんが，おおかたは関係していないという報告が多いようです[7,14]．また，妊娠中の母親のSSRIの服用とその児の自閉症スペクトラム障害発症との関係についても，関係がないという報告が多くなっていますが，まだ確定的な結論は出ていません[7]．

経過

妊娠後期になると予期不安が多くなってきて，一時頓用のロラゼパムを使用する回数が多くなっていた．また，外来診察時には，しきりに分娩にまつわることの不安，例えば「万が一病院に間に合わずに，途中で出産してしまったらどうするか」「分娩室でパニック発作が起きないか」を訴えるようになった．そこで，あらかじめ助産師と会って，早めに分娩室の見学を済ませ，また陣痛が起きたときにいつでも問い合わせができるように話し合ってもらった．さらに夫の立ち会いのもとで分娩することも決まった．

4 妊娠後期の薬物療法が与える影響

助産師 この患者さんのパニック障害については産科担当医から聞いていましたが，この時期から分娩までに予想される患者さんの状況について確認しておきたいのですが．

精神科医 ありがとうございます．パニック障害の患者さんの中には，分娩時のパニック発作に対する不安や育児に対しての強い不安など[15]，まだ経験したことのない現実に対する不安を訴える方も多いようです．この患者さんの場合は，先日分娩室を案内していただいたことや，出産前後の問い合わせを受け入れてくださる体制が産科病棟にあることを説明していただいたことでだいぶ落ち着いたようで，その後はロラゼパムを使用していません．

助産師 確かに初産ですので，ある程度の不安は付き物ですが，いろいろと熱心に質問されて，納得していただいたようでした．他に気を付けることはありますか？

精神科医 この患者さんはセルトラリンというSSRIを服用していますので，新生児不適応症候群（poor neonatal adaptation syndrome; PNAS）が出現する可能性があります（図2-1）．もちろんロラゼパムでも出現することはありますが，この患者さんは頓用でしか用いておらず，しかも最近ほとんど使っていませんので問題はないと思います．妊娠後期にSSRIおよびSNRIを服用していた母親から出生した新生児において，10～30％にこのPNASが出現したという報告があります[16]．しかし，いずれも軽度で，しかも一過性で，ほとんどが治療なしでも自然に治る症候群であり，3～5日以内で解決すると考えられます[17]．患者さんやご主人には，その説明もしておきました．逆にPNASの出現を恐れて，分娩前の5～10日間に薬を中断すると，新生児の不適応症状は軽減するかもしれませんが，母親に中断症候群が出現したり産後うつ病になったりする危険性が増します．そのため，そのまま続けるようにお話ししましたので，どうかよろしくお願いします．もう一つ注意して欲しいことがあります．妊娠20週以降にSSRIを服用していた母親が出産した新生児において，新生児遷延性肺高血圧症（persistent pulmonary hypertension in neonate; PPHN）の危険性が2.5倍高くなることが認められていますが，実際は1,000の出生に対して2.9～3.5と，その絶対数は少ないことも分かっています[18]．さらに，SSRIによるも

> **Key Word**
> PNAS
> →p.83参照

> **Key Word**
> PPHN
> 胎児期における肺高血圧が出生後も持続することによる低酸素血症で，頻呼吸，陥没呼吸，酸素投与に反応しない重度のチアノーゼなどをきたす．一般に死亡率は10～20％とされているが，SSRIに関連したPPHNの報告では11例すべてが生存している．

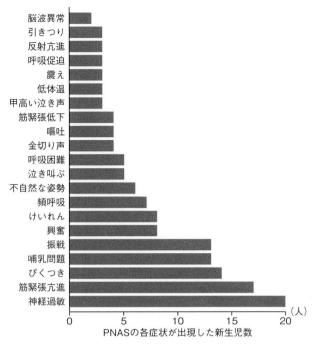

図 2-1　SSRI による PNAS の症状とその出現数

(文献 16 より引用)

のは一般の PPHN より軽度であると言われていますので，これもご本人やご主人には説明しておきました．ただし，一定の注意はしてください．

助産師　分かりました．新生児科医とも連携を取って対応していきます．

精神科医　なお，母乳についてですが，セルトラリンの相対乳児摂取量 (relative infant dose; RID) が 0.4〜2.2％ と低く，Hale の授乳危険度カテゴリーも L1 と一番安全な薬物に属していますので，乳児に対する影響も少ないと考えられます[19]．また，ロラゼパムも RID が 2.6〜2.9％ と低く，カテゴリーも L3 と，服用と母乳栄養が両立できる薬物と考えられますので，これから使用頻度が増えても，常用量の範囲なら問題ないと思います．

> **Key Word**
>
> RID
>
> ［乳児摂取量（母乳中濃度×摂取した母乳量）／乳児の治療量］× 100（％）．10％以下の薬物は，母乳への移行が少ない．

> **経過**
>
> 夫の立ち会いのもと，分娩も特に問題なく，パニック発作も起こらずに退院した．産後もそのまま服薬を続け，母乳栄養で育て，現在育休中である．妊娠中のパニック障害は，産後うつ病の発症危険要因とされているため[20]，精神科外来には定期的に通院して経過を追っている．

（松島 英介）

引用文献

1) Goodman JH, et al: Anxiety disorders during pregnancy: a systematic review. J Clin Psychiatry, 75: e1153-e1184, 2014.
2) Ross LE, et al: Anxiety disorders during pregnancy and the postpartum period: A systematic review. J Clin Psychiatry, 67: 1285-1298, 2006.
3) Kessler RC, et al: Lifetime and 12-month prevalence of DSM-III-R psychiatric disorders in the United States. Results from the National Comorbidity Survey. Arch Gen Psychiatry, 51: 8-19, 1994.
4) Eaton WW, et al: Panic and panic disorder in the United States. Am J Psychiatry, 151: 413-420, 1994.
5) Kaczkurkin AN, et al: Cognitive-behavioral therapy for anxiety disorders: an update on the empirical evidence. Dialogues Clin Neurosci, 17: 337-346, 2015.
6) 日本精神神経学会監：DSM-5 精神疾患の分類と診断の手引．医学書院，2014.
7) Yonkers KA, et al: Antidepressant use in pregnant and postpartum women. Annu Rev Clin Psychol, 10: 369-392, 2014.
8) Dolovich LR, et al: Benzodiazepine use in pregnancy and major malformations or oral cleft: meta-analysis of cohort and case-control studies. BMJ, 317: 839-843, 1998.
9) Bellantuono C, et al: Benzodiazepine exposure in pregnancy and risk of major malformations: a critical overview. Gen Hosp Psychiatry, 35: 3-8, 2013.
10) Donovan MR, et al: Comparative efficacy of antidepressants in preventing relapse in anxiety disorders - a meta-analysis. J Affect Disord, 123: 9-16, 2010.
11) 内田貴光ほか：パニック障害．周産期医学, 44: 923-926, 2014.
12) Hasnain M, et al: Weight considerations in psychotropic drug prescribing and switching. Postgrad Med, 125: 117-129, 2013.
13) Chen YH, et al: Pregnancy outcomes among women with panic disorder - do panic attacks during pregnancy matter? J Affect Disord, 120: 258-262, 2010.
14) Previti G, et al: Neurodevelopmental outcome for offspring of women treated for antenatal depression: a systematic review. Arch Womens Ment Health, 17: 471-483, 2014.
15) 横山知加ほか：パニック障害60例における妊娠・出産アンケート調査．心身医, 46: 844-845, 2006.
16) Mose-Kolko EL, et al: Neonatal signs after late in utero exposure to serotonin reuptake inhibitors: literature review and implications for clinical applications. JAMA, 293: 2372-2383, 2005
17) Robinson GE: Controversies about the use of antidepressants in pregnancy. J Nerv Ment Dis, 203: 159-163, 2015.
18) Grigoriadis S, et al: Prenatal exposure to antidepressants and persistent pulmonary hypertension of the newborn: systematic review and meta-analysis. BMJ, 348: f6932, 2014.
19) Hale TW, et al: 2014 Medication and mother's milk. 16th edition, Hale Publishing, 2014.
20) Mauri M, et al: Beyond "postpartum depressions": specific anxiety diagnoses during pregnancy predict different outcomes: results from PND-ReScU. J Affect Disord, 127: 177-184, 2010.

II 事例で読み解く周産期メンタルヘルス＜妊娠期編＞

4 妊娠中の重症の強迫性障害

近年，妊娠期に出現する不安障害の病態や頻度が注目されている．その中でも不安感が強く，うつ病が併存しやすい重症の強迫性障害の妊婦に遭遇することがある．本項では，強迫性障害の診断と対応，さらに産褥期までのケアについて，助産師，産科医，医療ソーシャルワーカー（MSW），保健師などの多職種の医療保健関係者と精神科医のクロストークを交えながら，精神科診断，対応，薬物療法を含むケアについて解説する．

症例

[年齢] 20代後半
[既往歴] X−1年流産（妊娠2ヵ月目），精神科既往歴なし
[生活歴] 大学卒業後，企業に入社．3年後に会社員の夫と結婚した．
[家族歴] なし
[病前性格] 完璧主義，潔癖，鍵の確認癖
[現病歴]

　計画妊娠で懐妊する．妊娠24週のX年7月，大学病院産婦人科にて貧血と診断され，鉄剤を投与された．患者は妊娠後，身体管理を最優先して慎重に対応していたにも関わらず貧血と言われ，大きなショックを受けた．さらに，貧血が胎児に大きな影響を与えるという不安が生じると，それ以降，毎日頻回に妊娠貧血と胎児への影響をネットで検索して調べ続けた．そして悪い情報ばかりに捉われ，さらに不安感を増悪させる，という悪循環に陥った．鉄剤の投与で貧血は軽快しても，新たに正常値下限の赤血球数値に執着し，「胎児は大丈夫だろうか？」と夫に繰り返し確認を求めた．そして，8月になると「自分の身体管理が至らなかった」と自分を責める傾向が強くなったため，心配した配偶者は本人を実家に戻して養生させることにした．しかし，実家でもネットで情報を一日中検索し続けて抑うつ状態が進行した．困惑，嗚咽が増え，さらに過呼吸，中途覚醒も出現するため，母親に連れられて近在のメンタルクリニックを受診したが，「妊娠中なので薬物が使えない」と言われた．こうした事情を知った大学病院助産師外来の助産師から，周産期メン

タルヘルスの専門外来を勧められて受診した．

初診時（妊娠28週），ベッドに横臥して泣きながら非常に困惑的に「自分の貧血のために胎児が異常になるに違いない」「貧血や感染症の報道に過敏になって，一日中ネットで調べている」「ネットの悪い情報が文字として頭に浮かんできて，訳が分からなくなってしまう」「過呼吸，震えが起きる」と言葉少なに述べた．重度の強迫観念と強迫行為，中等度の抑うつ状態を認めた．両親の話では，実家の商売のため常に付き添いができず，昼は手薄になるという．そこで，自殺念慮の有無については患者に直接聞くが，すぐに困惑的となるため確認できなかった．念のため，患者に対して早まったことを絶対しないことを約束した．

診察医〔精神保健指定医（→p.133）〕から本人と両親に対して，大うつ病性障害を伴う強迫性障害の可能性が高いこと，症状は重症であることを説明した．薬物療法に関しては，使用した場合の効果とリスク，胎児への影響についても説明した．

来院できなかった配偶者に説明して治療の同意を得るため，次回受診時に同伴を本人と両親に要請した．また，今後強い自殺念慮や不穏な行動が確認された場合には，精神科医療機関入院の相対的適応になる場合があること，その場合には配偶者などの法的な同意が必要であることを説明した．来週の受診日までに，不穏などの行動が生じて家族が対処できない場合には病院に連絡するよう指示した．

1 妊娠期の強迫性障害への対応

精神科医×助産師（助産師外来）

精神科医 助産師外来でのこれまでの様子はいかがでしたか？

助産師 この方は，妊娠初期から不安傾向の強い人であり，「気になる妊産婦」の一人でした．そこで，定期的に助産師外来でフォローしていました．もともと几帳面な性格で，鍵の確認癖があったと伺っていました．しかし，妊娠貧血が指摘されてから，助産師外来でも強い不安感を訴えるようになりました．貧血による胎児への影響の有無を次第に助産師外来でも繰り返して質問してきました．今日は，外来の待合でも落ち着いて座ることも出来ず，横になってときどき過呼吸が起こって，泣いていました．かなり悪そうですね．

精神科医 そうですか．段々と悪化してきたのですね．この女性の病名は，おそらく不安障害の中でも，「強迫性障害」という病気だと思

います．妊娠期の有病率を調べた報告は少ないのですが，これまでの報告[1]では0.2～5.2％と幅があります．また，最近の報告では，妊産婦に出現する強迫性障害は，非妊婦と比べてリスクが高いといわれています．ただし，研究デザインや対象人口によって出現頻度には，0～15.4％とばらつきが多いことが指摘されています[2]．おそらく，周産期は強迫性障害の発現のリスクは高くなる時期と思います．

一方，周産期の強迫性障害の症状が軽度の場合，一般的な性格癖や行動癖として見逃されることがあります．そのため適正な専門的診断を受けられずに，未治療に至る場合があります．

助産師　すると，周産期は強迫性障害の女性を見いだす良い機会となるのですね．私たち助産師は，産後の事例では赤ちゃんのお尻の汚れが気になって繰り返し拭いてしまう潔癖症の母親をよく見かけますが，そういう方が自分の行為に対して苦痛に感じるならば，強迫性障害と診断されて，ケアに導入する必要がありますね．

精神科医　おっしゃる通りです．

助産師　他には，どのような確認行為をもつ産褥婦さんに注意したらよいですか？

精神科医　出産後でよくみられるのは，自分の子どもを傷つけるのではないかという加害恐怖を抱く母親です．例えば，高層マンションに住んでいる人では，その踊り場を通るときに，衝動的に子どもを下に投げ捨てるのではないかという不安が高じる方がいます．極端なケースの場合では，子どもと二人きりではマンションの自宅からの出入りが出来なくなる方もいます．

助産師　私の知っている褥婦さんの場合，新生児の呼吸が止まるのではないかという不安から，一晩中付きっきりで呼吸を確認するという方がいましたが，これも強迫性障害の一つの症状なのでしょうか？

精神科医　はい，そうした確認強迫の褥婦さんの場合，睡眠不足からへとへとになる方もいます．いずれにしても，強迫性障害の極端な事例では，母親は育児に困難を覚え，回避してしまう結果，子どもの発育に影響を与える場合もあります．

助産師　単なる確認に留まらず，子どもに大きな影響を与えることがあるのですね．それと，この妊婦さんの場合，強い不安症状が助産外来でみられましたが，その後，次第に気分が落ち込んでいったように思いました．この妊婦さんのように，強迫性障害とうつ病が同時に妊娠期や産後に生じることがあるのでしょうか？

精神科医　今日の初診では，患者さんの調子がかなり悪いことから言語的

> **Key Word**
>
> **精神科構造化面接法**
>
> 精神科診断基準の診断に辿り着くまでの面接の方法が記載された精神科診断マニュアルのこと．米国の精神科診断基準DSM-5に対応したSCID-5-CVが代表的である．30分間面接の進め方や患者への具体的な質問方法を収録する．

疎通がなかなかとりにくい状態でした．そのため，精神科構造化面接法によるうつ病の診断は実施できませんでした．しかし，この方のこれまでの経過をみる限り，最初に強迫性障害が発症して，その後にうつ病が続発した例と考えてよいと思います．

助産師　そうすると，重症の強迫症状をもつ妊産婦さんの場合には，うつ病に移行しやすいので要注意ということですね．

精神科医　その通りです．

助産師　ここで確認したいのですが，強迫性障害の診断はどのように見極めればよいのでしょうか？

精神科医　強迫性障害は，精神科診断学からみると，「強迫観念」，「強迫行為」，またはその両方があった場合に診断ができます．それぞれの定義はDSM-5に掲載されていますので，確認してみてください[3]．この妊婦さんの場合，「貧血という病気が胎児に悪影響を与えるに違いない」と繰り返し考えてしまうことが強迫観念に相当します．そして，不安になって，それを確認するために「常に，ネットで情報を調べる」というのが，強迫行為に相当します．診断基準上は，強迫観念と強迫行為の両方の症状に該当します．こうした強迫観念や強迫行為を患者さん自身は非合理的と分かっていても，なかなか自分ではコントロールできずに行動化するため，本人にとっては非常に苦痛なのです．そのことを，家族や医療従事者が真摯に理解してあげることが一番重要です．

助産師　そうすると，助産師として，こうした強迫行為を注意して中断させることよりも，その強迫観念や強迫行為に伴う不安や苦痛をできるだけ傾聴して，感情が表出できるように助けることが重要なのでしょうか？

精神科医　ご指摘の通りです．個人差はありますが，自分の行動を分かってもらうことで罪の意識を感じずに過ごすことができるのです．

助産師　でも，確認行動が多くなると，多忙な時に助産師を捕まえてずっと質問される方もいます．正直言いますと，その対応でかなり時間を取られて，しばしば苦慮することがあります．

精神科医　はい，ご指摘の通りです．長時間にわたり確認行為を繰り返す妊産婦さんには「イライラ」，「焦り」，時には「怒り」といういわゆる陰性感情を抱くことは自然です．精神科医の私でも，時間がない時に繰り返し確認されると，皆さんと同様の反応を起こします．同僚間でも，申し送り時に感情表出を行うという感情を共有すること（ガス抜き）も大事です．しかし，特に「行動療法」などの専門的治療を受けていない場合には，こうした場合の対

応として「残念ですが，今は時間がありません．また，時間の余裕のある時にゆっくりと聴かせていただきます」と，妊産婦さんにはっきりと言うのがよい方法です．最初はすんなりとはいかない場合が多いですが，同一の対応を繰り返すことが重要です．もちろん，こうした個人的な対応をする場合には，同僚の間で周知して，統一した対応で臨むことも不可欠です．

助産師 分かりました．助産師同士で確認しあって，今後の機会に試してみます．

ところで，この患者さんは大学病院に来るまでに地域のメンタルクリニックを受診したと聞いています．その時，精神科医から「一人にはさせないで」と家族に指示されたようです．この時，うつ病が疑われていたと私も合点しましたが，この方の自殺に関して私も心配で気になっていました．大丈夫でしょうか？

精神科医 妊婦さんが今日は緊張していて，最後まで自殺念慮の有無は確認できませんでしたが，自責的な傾向の強い妊婦さんの場合には，自殺企図の可能性は常に頭に入れておくことは重要です．このことは，周産期のメンタルヘルスに関した英国のガイドラインにも重要なポイントとして，「周産期は，同じ精神疾患でも，病像，経過が通常と異なる」ことが指摘されています．つまり，周産期では，精神疾患がより重症になり遷延しやすい傾向が強いことが特徴です．

さらに英国では，2004年に母体死亡の原因を産後1年未満までの期間に延長して調べたところ，身体疾患を抜いて，精神医学的要因である自殺がトップであったことが判明しました[4]．それ以降，英国王立産婦人科学会や英国王立精神医学会などを中心に，妊産婦さんの自殺防止のための啓発キャンペーンが続いています．しかし，残念ながら，今日でも精神医学的要因で死亡する妊産婦の数は母体死亡の第3位と高い位置にあります．

助産師 周産期の妊産婦の自殺は多いのですね．これから，常に頭に入れておきます．

精神科医 この方の場合は，本日の時点で，入院の絶対適応とまで断定はできませんでしたが，もし，自殺の危険を思わせることで家族から連絡があれば，すぐに私に知らせてください．医療保護入院なども考慮に入れて，地域の精神科救急ラインに乗せます．そうした場合，入院手続きのために配偶者などの同意が必要となります．必ず同伴してもらうことを確認してください．

助産師 はい，了解しました．精神科の入院は，人権と危機管理のバランスをとることが，周産期メンタルヘルスでは重要なのですね．

> **経過**
>
> 1週間後（妊娠29週目）に，患者は配偶者および実両親とともに来院した．家族によると，この1週間は相変わらずネット検索を強迫的に続け，その情報にとらわれ，過呼吸や震えが頻回に生じ，時に叫んで自分の顔や机をたたくなど不穏な状態も見受けられたという．また，テレビで報道される感染症について過剰に反応して，外出もしないという．
>
> 患者に自傷・自殺念慮のないことを確認した．その上で，念のために入院治療も勧めてみたが，患者と家族から反対されたため，外来の治療方針として，薬物療法を優先して精神症状の安定を図ることを患者・家族に説明して同意を得た．セルトラリン25mg／日を就寝前，不安時にエチゾラム0.5mg／日を処方して，今後1週間ごとに通院してもらった．また，母体保護の観点から産科的に妊娠継続に支障が生じる場合は，精神科の入院加療の必要性についても話して，了承を得た．大学病院の産科医には依頼状を記載して，今後の連携を図ることにした．

2 強迫性障害が母体に与える影響と妊娠期の薬物療法

精神科医×産科医

精神科医 お世話になっています．この患者さんは貧血についてかなり不安になり，胎児への影響を心配しています．他の産科的な合併症も含めて，今のところ大丈夫でしょうか？

産科医 いわゆる妊娠貧血です．鉄剤を服薬してもらって，貧血の検査結果は正常下限ですが，産科的にも順調な経過です．現在妊娠30週で，胎児エコー上の検査でも産科的にはいたって順調です．貧血に関してかなり過剰に心配されている様子ですが，受容的に接しています．先日いただいた依頼状では，この方は強迫性障害とありましたが，妊娠期にも発症しやすい疾患なのでしょうか？

精神科医 妊娠期の強迫性障害の有病率は数％程度と言われていますが，軽症の強迫性障害の場合には，妊娠期において見逃されている場合が多いと思います．また，周産期には，強迫性障害が発症または増悪する要因として，エストロゲンやプロゲステロン値が変動することでセロトニン伝達や再取り込みが変化することが推定されています[5]．最近では，オキシトシンの急激な上昇

が強迫性障害の発症や増悪と関連している仮説もあります[6]．

産科医　やはり，そうなのですか．今後は見逃さないように注意したいと思います．ところで，こうした不安障害の方でも妊娠期から支援が必要と判断される場合には，地域ケアのサポートをお願いしても差し支えないでしょうか？

精神科医　はい．育児困難が予想される，妊娠期のうつ病や不安障害といった精神疾患のある妊婦の場合も，容易に地域から保健師らによるサポートも得ることができます．

産科医　そうなのですか，分かりました．遠慮せずに活用すればよいのですね．ところで，強迫性障害が胎児や子どもに与える影響についての報告はありますか？

精神科医　これまでの全般性不安障害，パニック障害についての研究からは，出産時の低体重，未熟児と関連しているという報告があります．しかし，強迫性障害が胎児や新生児に与える影響については，まだ詳細は分かっていません．最近の報告では，妊娠期に強迫性障害に罹った母親から産まれた新生児では，低体重と出産月齢が低いことが分かり，強迫性障害による胎児の体重と妊娠期間に影響が推察されている程度です[1]．
乳幼児の情動に与える研究については，強迫性障害に特定した報告はありませんが，妊娠期の母親の不安が思春期の子どもの不安や3歳児の注意欠損，10～11歳の子どもの発達障害と関連することが指摘されています[7]．また，一部の加害強迫のある母親では，自分の乳幼児を避ける傾向が指摘されています．
ただ，こうした関連メカニズムに関して，遺伝的，他の生物学的および環境の要因が推定されていますが，母親に重度または慢性の障害がないか，環境要因が複雑でなければ，子どもへの影響の大きさ（effect size）は，一般的に軽度または中等度である[8]と指摘されていますので，さほど大きな心配はないと思います．

産科医　安心しました．まずは妊婦さんの精神症状の軽減が先決ですね．そういえば，この妊婦さんに対する薬物療法が始まったようですね．

精神科医　はい．一般的に，強迫性障害の治療には認知行動療法などの非薬物療法もありますが，この妊婦さんの場合，重症の強迫性障害のタイプですので薬物療法を優先しました．もちろん，投与時期は曝露期を経過していますので催奇形性の心配はないと思います．最初は，不安の強い方なので服薬アドヒランスが悪くなるかと心配していました．しかし，選択的セロトニン再取り

込み阻害薬（selective serotonin reuptake inhibitors；SSRI）の服薬開始時には吐き気などの副作用はありましたが，その後はなんとか自主的に服薬は守ってもらっています．今後は経過次第ですが，可能な限り最小限の投与量で薬物療法を維持したいと思っています．

産科医：「産婦人科診療ガイドライン」によると，SSRIの妊娠期の投与に関しては，個々の症例ごとに精神科の先生と個別に相談することが推奨されています[9]．こうして定期的にお話しできますと，安心します．まれですが，早産や出生時低体重などの可能性もありますので，今後は定期的にフォローします．

精神科医：現在，抗不安薬のエチゾラムを頓用で処方していますが，最近では服薬回数が減って，1週間に1回程度になっています．問題がなければ，次回は妊娠36週前に，分娩後の薬物投与と母乳哺育について相談させていただきます．よろしくお願いします．

経過 3

服薬2週間後から，セルトラリンを50mg／日に増量し，妊娠33週目を経過した．この間，強迫観念は次第に消失したが，過呼吸はときどき出現した．不安感は少し減少して，強迫行為（ネット検索によるチェック）も消失した．その後，患者は次第に診察時に時折笑顔を見せて「自分でも少し周りを見られるようになった」と語り，軽快傾向を示した．そして，土日に来訪する配偶者とのショッピングセンターへの買い物を楽しみにできるようになった．助産師による家庭訪問の提案に対して快諾を得て，実施してもらった．

3 医療ソーシャルワーカーと保健師による家庭訪問の活用

 精神科医×医療ソーシャルワーカー（MSW）

Key Word
医療ソーシャルワーカー（MSW）
主に病院において，患者が地域や家庭で自立した生活ができるよう，社会福祉の立場から患者・家族の心理的・社会的な問題の解決・調整を行う役割の専門職．

精神科医：平素お世話になっています．妊娠期の，重症の強迫性障害の妊婦さんです．実家に里帰り中でA市にいますが，実母も商店を経営して負担が過重です．今後，分娩に向けて，育児サポートケアも含めた保健師の家庭訪問など手配ができれば，よろしくお願いします．

MSW：A市では，こども保健福祉課母子保健係に連絡しました．保健師（助産師）による妊婦訪問指導を予定しています．保健師への情報提供書をできればお願いします．こちらから郵送します．

[精神科医] A市では，妊娠期から妊産婦に関与するシステムが利用できるのですね．情報提供書を書きましたので，郵送をお願いします．新生児訪問による保健師の家庭訪問はよく活用しますが，市町村によってかなりの差異があって，困ることが少なくありません．また，保健所の精神保健担当の保健師との連携も，縦割り行政のために，うまく連携がとれない場合もあります．保育支援関連の制度も，年度ごとによく変わりますので，いろいろご指導のほどお願いします．

[MSW] そうですね．社会福祉関連も新しい情報を入れるようにしていますので，いつでもお問い合わせください．

> 一部市町村，政令指定都市では産前の家庭訪問制度を実施していないので，詳細は各市町村などに問い合わせいただきたい．

精神科医×保健師（母子保健担当）

[精神科医] ご多忙のところ，今回の家庭訪問，ありがとうございます．家庭でのご様子はいかがでしょう？

[保健師] 最初に訪問した時は，ほとんど会話もできず，声掛けするのがやっとでした．
昼間，一人になることに非常に不安を感じていたようです．一日中ネット検索をして，妊娠貧血になった自分を強く責めて，原因を追究している様子でした．変な情報を過剰に入れて，何でも結び付け，自分で自分を縛っている様子を見ていて大変辛かったです．2週間に1回の割合で訪問していますが，ネットの情報よりも，声掛けをして現実的なことを指導するように心がけてきました．最近では薬も効いたのか，沐浴指導を家庭でも積極的に受けて，かなり普通に会話ができる時も多くなっています．

[精神科医] おかげさまで，妊婦さんはネット検索が不安を増幅させることに次第に気付いたようです．本人の言葉ですが，「バーチャルなネット情報より保健師さんとの会話による情報が有意義である」ことを学んだようです．保健師さんからの，状況に即した生の情報が何よりも非常に貴重であったと思います．

[保健師] はい．私も，だいぶ良い方向に向かっていると思います．ところで，今服用している薬物は途中で止めると病気は元に戻りますか？実は，妊婦さんもそのことを心配されていました．

[精神科医] うつ病や双極性障害では，妊娠期の薬物中断による再発率のデータがあります．維持療法中の抗うつ薬の中断による再発率は，妊娠期の治療中断群では68％が再発したのに対して，妊娠期の治療継続群では26％であったと報告されています[10]．残念ながら，強迫性障害の既往歴のある妊婦が妊娠を契機に服薬中

断したリスクについての報告は今のところありません．ただ，周産期のデータではありませんが，SSRIを中断後の再発率（24〜52週）を調べた報告では，24〜59％と指摘されています[11-14]．したがって，強迫性障害のある妊婦の場合も同等の再発が予想されると思います．完全に回復していない，この妊婦さんの場合には，中断すると元の状態に戻ると思われます．次回の診察日には，私のほうから患者さんに継続服薬について説明いたします．貴重な情報を提供いただきありがとうございました．

ところで，住民票がない実家での里帰り分娩になりますが，産後のサポートを今後も受けることができますか？

保健師 A市では，市外や県外などに住民票があり，里帰り分娩でA市にいる妊産婦さんに対する訪問ができます．乳幼児健診としても可能です．また，自宅に戻られる時は，妊婦さんが居住しているB市の保健センターの保健師と連携を取りたいと思います．ご主人も優しく支援されていて，立ち会い分娩を予定していると聞いています．また，育児休暇を取って会社を休み，産後は1週間ほど実家で支援するようです．

精神科医 それは良かったですね．安心ですね．それでは，次回診察の時，ご主人の育児休暇のために診断書を記載させていただきます．産後もご支援をよろしくお願いします．

保健師 産後は実家でお過ごしですので，その間もしばらく家庭訪問でフォローします．

経過 4

妊娠34週時の精神科診察時では，薬物療法が奏効して精神症状はほぼ安定した．日常生活でも大きな不安を訴えることはほとんどなく，産科的にも母と胎児ともに順調な経過を示した．分娩前後の精神科薬物療法に関したケアについて，産科医と検討することになった．なお，夫の立ち会いのもと自然分娩の予定である．

4 分娩前後の薬物療法

精神科医×産科医

精神科医 米国食品医薬品局（Food and Drug Administration；FDA）によると，この時期にSSRIの減量も推奨されていますが，ご本人は完全に回復しているとは，まだ言えません．精神症状は安定した経過で推移しています．また，産後1ヵ月間はうつ病の

増悪が懸念されますので，しばらくセルトラリン50mg／日の維持用量で継続投与したいと考えています．なお，出生後は，新生児不適応症候群（MEMO 1）のチェックをよろしくお願いします．出産後には病棟に往診します．

産科医　了解しました．ところで，SSRI を服用した妊婦の場合，新生児肺高血圧症（persistent pulmonary hypertension in neonate；PPHN）のリスクが高まることが以前話題になりましたが，最近の知見ではいかがでしょうか？

精神科医　PPHN は，出生後に新生児の肺血管抵抗が低下せず，胎児期と同様に動脈管と卵円孔を介する右左短絡が残って，チアノーゼがみられる疾患であると推定されていますが，発生機序はまだ不明のようですね．ご指摘のように，一時，第3三半期（28週0日〜）にセロトニン・ノルアドレナリン再取り込み阻害薬（serotonin and norepinephrine reuptake inhibitors；SNRI）を服用した事例では，高い頻度で PPHN が発現するという報告[15]が注目されました．

その後も，北欧5ヵ国のデータ解析において，パロキセチンを妊娠後半に服用した女性から産まれた新生児の PPHN の発生率は，一般の発生率の2.8倍であったと指摘されています[16]．一方，SSRI や SNRI との関連を否定する報告もあり，現在のところ，妊娠期の SSRI の曝露が PPHN の原因になるかどうかについての結論は出ていないのが現状です．ただ，先生もご存知のように，妊娠1,000例あたり約3〜4例の割合で出現するまれな病態であると言われています．しかし，死亡率が10〜20％と高く，後遺症が残るため，われわれ精神科医も慎重な対応が必要であると思います．今後，不安障害やうつ病の妊産婦に対する SSRI や SNRI と PPHN のリスク評価は，大きな課題の一つであると思います．

MEMO 1　新生児不適応症候群（poor neonatal adaptation syndrome；PNAS）

妊娠後期に SSRI に曝露した新生児の約30％にみられ，振戦，嗜眠，筋緊張低下または増加，睡眠障害，啼泣異常，易刺激性，無呼吸発作，多呼吸，下痢，嘔吐，哺乳不良，ミオクローヌス，けいれんなどの症状がみられる．多くの症状は軽度であり，生後数時間から数日以内に出現して1週間以内に回復する．新生児の症状に対しては，通常は対症療法のみで軽快する．なお，現時点では長期的な影響が残ることはない．

産科医 ありがとうございます．いずれも，産後から新生児科医の先生にPPHNなどの徴候チェックを依頼しておきます．また，妊婦さんは強く母乳哺育を希望しています．母乳哺育は母子関係にも良好な影響を与えると聞いていますが，薬物治療との関連ではいかがでしょうか？

精神科医 一般に，SSRIの中でもセルトラリンは授乳中への分泌は少ないため，母乳哺育中の治療薬として使用されてきました．最近の国外のメタ分析を用いた報告[17]でも，セルトラリンは哺乳中の乳幼児の曝露値が低値であり，事例検討でも不利な影響は極めて少ないことから，第一選択の薬剤であると指摘されています．安全性が比較的高いSSRIの一つですので，妊婦さんと家族にも母乳哺育中の薬物療法のリスクとベネフィットについて説明したところ，母乳哺育しながら服薬を継続することを希望されました．また，新生児に合併症がある場合には，母乳哺育のリスクが高くなるため，禁止することもあると伝えており，その点は現在では十分に納得されています．

産後しばらく，経過をみながら現在の用量（セルトラリン50mg／日）を維持投与する予定です．ただし，妊婦さんは几帳面な性格であることから，母乳哺育に執着しすぎて夜間哺乳が逆に負担になり，睡眠不足から精神症状が増悪することも考えられます．その場合には，例えば，夜間授乳は人工栄養を家族にお願いして，睡眠の確保を優先したいと思っています．

経 過

自然分娩を予定していたが，骨盤位のため妊娠38週に帝王切開で出産した．母子同室で，夜間2，3回の母乳哺育も比較的落ち着いてできたため，産後7日後に退院となった．退院後は実家で，育児も問題なくできて，服薬も継続できた．実家のあるA市からの保健師による家庭訪問も継続された．産後1ヵ月検診でも母子ともに順調な経過であった．その後，セルトラリンを25mg／日に減量して，産後2ヵ月目から週末に自宅に戻るという生活を2，3回繰り返し，その後自宅に戻った．また，実家のあるA市の市町村母子保健センターと居住地であるB市の市町村母子保健センターが情報交換を実施して，新生児訪問時からB市の保健センターが育児支援を引き継いだ．

その後も定期的に通院したが，強迫観念や強迫行為もみられず精神状態は順調に回復した．患者は「子育ては思い通りにできないこ

とが普通であるように思えてきた」「これまでのような完全主義は諦めることにした」と語り,自己コントロールが可能になったことを喜んだ.産後6ヵ月目で薬物を中止し,その後3ヵ月の経過を観察して治療を終了とした.

(岡野 禎治)

引用文献

1) Uguz F, et al: Birth weight and gestational age in newborns exposed to maternal obsessive-compulsive disorder. Psychiatry Res, 226: 396-398, 2015.
2) Goodman JH, et al: Anxiety disorders during pregnancy: a systematic review. J Clin Psychiatry, 75: 1153-1184, 2014.
3) 日本精神神経学会監:DSM-5 精神疾患の診断・統計マニュアル.医学書院,2014.
4) Lewis G: Why Mothers Die 2000-2002: The Sixth Report of Confidential Enquiries into Maternal Deaths in the United Kingdom. RCOG Press, 2004.
5) Abramowitz JS, et al: Obsessive-compulsive symptoms in pregnancy and the puerperium: a review of the literature. J Anxiety Disord, 17: 461-478, 2003.
6) Forray A, et al: Onset and exacerbation of obsessive-compulsive disorder in pregnancy and the postpartum period. J Clin Psychiatry, 71: 1061-1068, 2010.
7) Leis JA, et al: Associations between maternal mental health and child emotional and behavioral problems: does prenatal mental health matter? J Abnorm Child Psychol, 42: 161-171, 2014.
8) Stein A, et al: Effects of perinatal mental disorders on the fetus and child. Lancet, 384: 1800-1819, 2014.
9) 日本産科婦人科学会/日本産婦人科医会編:産婦人科診療ガイドライン-産科編 2014. Available from: <http://www.jsog.or.jp/activity/guideline.html>
10) Cohen LS, et al: Relapse of major depression during pregnancy in women who maintain or discontinue antidepressant treatment. JAMA, 295: 499-507, 2006.
11) Fineberg NA, et al: Escitalopram prevents relapse of obsessive-compulsive disorder. Eur Neuropsychopharmacol, 17: 430-439, 2007.
12) Koran LM, et al: Efficacy of sertraline in the long-term treatment of obsessive-compulsive disorder. Am J Psychiatry, 159: 88-95, 2002.
13) Hollander E, et al: Acute and long-term treatment and prevention of relapse of obsessive-compulsive disorder with paroxetine. J Clin Psychiatry, 64: 1113-1121, 2003.
14) Romano S, et al: Long-term treatment of obsessive-compulsive disorder after an acute response: a comparison of fluoxetine versus placebo. J Clin Psychopharmacol, 21: 46-52, 2001.
15) Chambers CD, et al: Selective serotonin-reuptake inhibitors and risk of persistent pulmonary hypertension of the newborn. N Engl J Med, 354: 579-587, 2006.
16) Kieler H, et al: Selective serotonin reuptake inhibitors during pregnancy and risk of persistent pulmonary hypertension in the newborn: population based cohort study from the five Nordic countries. BMJ, 344: d8012, 2011.
17) Pinheiro E, et al: Sertraline and breastfeeding: review and meta-analysis. Arch Womens Ment Health, 18: 139-146, 2015.

II 事例で読み解く周産期メンタルヘルス＜妊娠期編＞

妊娠期からの摂食障害

　神経性過食症は有病率の高い疾患だが，治療を求める人は少ない．産後，子どもの健診や子育て相談などで初めて医療者に打ち明けるケースも多い．過食嘔吐の症状をもちながら未治療のまま妊娠に至ったケースについて，症状への対応，子どもとの関係を解説する．

症例

[年齢] 20代前半

[既往歴] 特記すべきものはない．高校時代，気分不安定でスクールカウンセラーに数回相談したことがある．

[生活歴] X−1年前まで母親と2人暮らし．幼少時に両親は離婚し，父親との連絡はない．現在はパートナーと生活．

[家族歴] 母親はうつ病で治療歴がある．

[病前性格] 人前では緊張する．気分の波が大きい．

[現病歴]

　高校は休みがちだったが何とか卒業した．専門学校時代に，憂うつな気分を過食で紛らわせる癖がついた．しばらくは，過食の次の日に極端な節食をすることで対応できていたが，徐々に学校の実習に興味が持てなくなり，家で過食をする日が増えた．過食をすると顔がむくみ，ますます登校が嫌になった．インターネットで，嘔吐すれば体重が減ると知り，過食嘔吐を繰り返すようになった．結局，学校は中退して服飾系のアルバイトを始めた．

　もともと母親とは良い関係ではなかったが，学校を辞めたことで口論が増え，家には居づらくなった．その後，交際していた男性と半分同棲している状況で妊娠が分かった．子どもを育てる自信は全くなく中絶しようとしたが，高校時代の友人でシングルマザーとなっている人がおり，産めば何とかなるからと励まされ，出産することに決めた．過食は，専門学校時代より若干減っているものの，ほぼ毎日ある．

　過食嘔吐は病気というより自分の弱さのせいだと思い，相談は恥ずかしかったが，症状が続くと病気の子が生まれるのではないかと

思い，妊娠15週で精神科クリニックを受診した．しかし，精神科医に「妊娠中だから薬は出せない．母親になるという意識を持って，自分で症状をコントロールするように」と言われた．その後，産科では「体重が増えすぎるとお産が長引いて子どもに影響する」と言われ，怖くなった．パンやご飯を口にすると過食に繋がるので，極力炭水化物は食べないようにしていたが，そうすると夜になって過食衝動に駆られ，大量に過食嘔吐する日が続いた．これまでパートナーには症状を隠していたが，症状が増えたために隠せなくなった．「こんなことをやって障害児が産まれたらお前のせいだ．そんな障害児は認知しない」と言われ，抑うつ的になった．産むことを勧めてくれた友人に相談したところ，その友人が産後うつの時に地域の保健師に助けてもらったことから保健センターに相談するよう勧められた．過食について叱責されると思ったので躊躇したが，行ってみることにした．

> 妊娠5週目で産科をを初診している．

　身長は159cm，体重は，高校時代は55kg前後であった．専門学校時代は43〜48kgで変動し，月経不順の時期もあったが，最近は48〜50kgでだいたい安定している．

1 摂食障害とは

地域保健師（母子保健担当）×精神科医

保健師 摂食障害が女性の間で増えているのは知っています．女子中学生，高校生のお母さんから相談を受けることもあります．また一方で，治療中断中の40代の患者さんについて，その両親の健康相談に関わっている保健師が両親から相談を受けたこともありました．患者さんは多いのだと思いますが，地域の医療機関でも積極的に診てくださるところは少なく，対応法は毎回試行錯誤です．保健師としても，重症度の評価や対応法などきちんと理解しておきたいと思います．この方は，過食症ということで良いのでしょうか？「ボーダーライン」に見える部分もありますし，うつ病に見える部分もありますが…．

精神科医 摂食障害は有病率の高い疾患ですが，さまざまな病型があることや治療法について，まだきちんと理解されているとは言えない面がありますね．統合失調症などのような統一した対応がまだ確立されておらず，現場でも苦慮されることが多いかと思います．

　まず，摂食障害の病理について見てみましょう．この患者さん

> **Key Word**
> 神経性過食症
>
> 摂食障害の一種で，自分ではコントロールできない過食と，体重増加を防ぐ「代償行為」（自己誘発性嘔吐，下剤乱用など）を特徴とする．体重が増えると自己評価が著しく低下しやすい．詳細は引用文献1を参照されたい．

> **Key Word**
> 境界性パーソナリティ障害
>
> 不安定な対人関係や強い見捨てられ不安を特徴とするパーソナリティ障害で，衝動性や自傷行為を伴いやすい．詳細は引用文献1を参照されたい．

> **Key Word**
> 失コントロール感

の食に関する症状は，DSM-5[1]でいう神経性過食症の範疇に入ると考えて良いと思います．対人関係の難しさなど「ボーダーライン」，つまり境界性パーソナリティ障害の特徴が若干見られますが，診断基準を満たすほど激しくはなく，自傷行為なども見られないようです．典型的な境界性パーソナリティ障害ではないものの，自信のなさ，対人関係の難しさを長く抱えた方ですので，単に過食を止めるだけではない援助が必要なのは確かです．今はうつ病が併存していると言って良い状態だと思います．うつの程度は状況によって変動する方だと思います．実際にはこれらの症状をトータルで考えなくてはいけませんが，まず神経性過食症の部分に焦点を当ててみましょう．周囲は，過食は「好きで食べているんだから止められるはず」と思ってしまいますが，診断基準[1]にあるように，過食が始まってしまうと自分では止められません．「失コントロール感」とも言われますが，自分では無力感を強く感じていることが多いです．

保健師 食べ始めたら止められないのですか．それでは，子育て中の方は困りますね．赤ちゃんが泣いていても過食してしまうのですか？

精神科医 子どもの前では過食しないと決心しながら，どうしても止められない場合が多いです．そして，子どもの前で過食嘔吐するのは，きっと子どもに将来悪い影響を及ぼすだろうと深く悩んでいる方も多いのです．

保健師 私がイメージしていたより，だいぶ深刻な気がします．保健師としての本音を言うと，赤ちゃんそっちのけで食べたり吐いたりというのは，起きて欲しくない事態です．どんな時に過食に走ってしまうのですか？やはり，嫌なことがあった時なのでしょうか？

精神科医 発症の時点では，学校や職場でのストレスを家で思い出し，その時感じる嫌な気分を解消しようとして過食してしまうパターンが多いです．たまの大食が気分転換になるという，健康な人にも見られるパターンと違い，過食症の場合は，過食が一瞬は気分の発散になるものの，後で自己嫌悪がひどくなることがほとんどです．過食は止めると決めていたのに過食してしまったこと，過食で体重が増えることなどが背景にあります．長期化している場合は，その日は嫌な体験がなくても，日課のように毎日過食嘔吐ということも多いです．

保健師 自己嫌悪に陥りやすいという心の問題が根本的にあるのでしょうか．これも子育てをするのには大変そうですね．

|精神科医| 自己評価の低さは大きな問題で，診断基準にも「自己評価が体型および体重の影響を過度に受けている」ことが挙げられています[1]．体重が100g増えても，自分は生きている価値がないと考えてしまうのですが，体重以外でも，小さなきっかけで自己評価が低下しやすいのです．体重は自分で操作できるので，体重を低く保つことで何とか自己評価を維持しているとも言えます．

> **Key Word**
> 自己評価
> 自尊感情，自己価値観，セルフエスティームとも言われる．自己評価が安定していることは，日々の健康な生活や安定した対人関係の基盤として重要なものである．

経過

保健師との面接では，過食嘔吐が胎児に及ぼす影響についての心配，症状に無理解なパートナーとやっていけるかという懸念を話した．友人のように一人で育てていこうかと思うが経済的に難しいこと，母とは昔から関係が悪いので援助は頼みたくないとのことであった．良い母親になれるイメージが全くわかないとも話した．

月に1度，精神科医が子育て中の母親の相談を聞く事業があり，出産前ではあるが，面接を受けた．その結果，精神医学的に見ると，今現在，軽度の抑うつ状態であり，親やパートナーとの関係についても，やや悲観的な考えに偏っている可能性があることから，パートナーと別れるなど大きな決断は少し経過を見て決定することを勧められた．また，できれば産科と精神科のある総合病院での出産が望ましいこと，臨床心理士の相談という方法もあること，保健師がいつでも相談にのることなどについて説明を受け，本人は納得した．出産前だが，保健所で実施している，子育て中の母親グループの見学も可ということになった．

2 妊娠期の摂食障害

産科医×精神科医×助産師

〜院内カンファレンス〜

|産科医| 不妊の治療で来られる方の中に，食事摂取が明らかに少ない方がいらっしゃいますが，過食症は，産科では今一つ症状がつかみにくいのが現状です．過食症でも，拒食症と同じく，「妊娠中，体重をあまり増やさないように」と言われるとストレスなのでしょうか？

|精神科医| そうですね．過食症は，本人が積極的に相談しない限り，摂食障害だと分かりにくいのがまず問題ですね[2]．過食症でも拒食

症の方と同じように，体重が増えると自己評価が下がり憂うつになります．

産科医　体重のことは言わない方が良いのでしょうか？体重コントロールを厳しく言いすぎるのは問題ですが，ある程度は気を付けて欲しいのですが．

精神科医　過食症の患者さんは，白黒思考の傾向があります．「○kgまで」と言われると，少しでも超えてはだめだと自分に厳しく過ごし，ほとんど絶食のようになってしまうこともあります．でも，絶食や極度の節食時間が長くなると，必ず過食が出てしまいます．過食性障害（むちゃ食い障害）の妊婦に対する調査で，体型を気にしている人ほど体重が増えてしまったという報告もあります[3]．体重を目標にするより，出来るだけ規則正しい食生活をすることを目標として，結果としての体重はある程度増えても可というように，ゆとりを持ってみている方が，結果的には少ない体重増で抑えられるということもあるのです．

> Binge Eating Disorder は，DSM-Ⅳ-TR では，Eating Disorder Not Otherwise Specified（EDNOS）の一型として「むちゃ食い障害」と訳されていたが，DSM-5 で「過食性障害」として独立した．過食は見られるが代償行動の少ないタイプである．

助産師　つわりなどがあると，過食症でない人でも食事管理は難しいですね．過食症の患者さんも，過食を恐れず，きちんと3食とるのが基本と考えて良いでしょうか？

精神科医　食事は規則正しい方が良いと思います．まず，妊娠中でない通常の過食症の患者さんの治療で言いますと，過食症は心理的要素の強い病気ではありますが，食事や生活リズムを整えるのは治療の基本です．症状をコントロールするためには，「何を食べるか」より「いつ食べるか」の方が大事だと言われています[4]．通常，食事の間が4時間以上あくと空腹感が過食衝動になる人が多いので，間は3～4時間以内として，朝食，午前の間食，昼食，午後の間食，夕食，夜食の時間をあらかじめ決めておきます．間食は甘いものである必要はありません．起床や就寝時間もある程度決めておきます．妊娠中も，基本的には同じ考え方で対応できます．症状があっても，次の食事を抜かず，出来るだけ早い段階で決められた食事スケジュールに戻すのがポイントです[5]．一回一回の食事の栄養バランスにはあまりこだわらない方がうまくいくと思います．

産科医　過食症に対して，薬物療法はどのように用いられますか？

精神科医　日本では，抗うつ薬処方のみという治療も多いですね．症状コントロールの指導があって抗うつ薬が処方されると良いのですが，精神科医の診療時間の短さ，また，臨床心理士の仕事が保険診療の中にきちんと位置付けられていないこともあり，処方だけの治療になりがちなのは残念なことです．海外では，過食

症の患者さんには，まず食生活の規則化や自分で症状を記録するようなガイデッドセルフヘルプ（MEMO 2）を実施するのが基本です．薬物療法については，ガイデッドセルフヘルプの代わりに選択的セロトニン再取り込み阻害薬（selective serotonin reuptake inhibitors; SSRI）などの抗うつ薬を使っても良い．ただし長期の効果は不明であり，薬だけの治療は望ましくないとされています[6]．海外では，本格的治療としては認知行動療法を用います．妊娠中から産後にかけては，このような薬物療法以外の方法を提供できると良いと思います．

Key Word
ガイデッドセルフヘルプ

産科医　抗うつ薬は，過食症の方の憂うつな気分に効くということですか？

精神科医　必ずしも抑うつ気分が強くない方の過食嘔吐の回数も減少させると言われています[5]．セロトニンが気分と食行動の両方に関連しているからです．この患者さんのように抑うつ気分を伴うケースでは，気分も改善することが期待されます．

助産師　過食嘔吐は胎児の発育に影響はありますか？

精神科医　摂取カロリーの少ない拒食症で胎児の体重が小さいのは当然ですが，過食症も含めた摂食障害者群で，出生時体重が低いとす

MEMO 2　ガイデッドセルフヘルプと認知行動療法

ガイデッドセルフヘルプ（指導付きセルフヘルプ）

　本やワークブックなどを用い，本人が病気について理解し，症状を記録（症状モニター）して，症状が出るきっかけなどを理解するのを援助者が助ける方法．食事や生活リズムを規則的にすることとガイデッドセルフヘルプの実施だけで，症状が軽快するケースも多いと言われ，英国NICEガイドライン[6]では，認知行動療法の前の第一段階の治療として推奨されている．援助者は摂食障害に特化した専門家である必要はなく，一般医のクリニックの臨床心理士や看護師などが担当可能である．

認知行動療法

　心理的治療の一つで，過食につながる自己嫌悪感などの感情について，点数化して客観的に見たり，これらの感情の背後にある思考について治療者と一緒に考えたりする治療法．ガイデッドセルフヘルプと同様，宿題として，症状や感情についてモニターするがこれを治療者とより詳しく振り返る．過食症向けの認知行動療法は，約20回が1クールである．

　産後のうつに対して認知行動療法が実施されることも多いが，うつと過食症との併存例について特に決まったフォーマットはなく，事例によって工夫して対応する．

る研究もあります[7]．嘔吐で腹部を圧迫することを気にする方も多いですが，この悪影響についてはあまり研究がありません．過食症の栄養状態には個人差がありますが，長年の嘔吐で胃液を失うことによる低カリウム血症，歯牙のエナメル質の酸蝕などさまざまな身体症状の可能性があります．外見上問題がなくても，妊娠中は身体状況を一通りチェックしておく必要があります．

助産師 妊娠中に体重が増えることに対する嫌悪感などはないのでしょうか？

精神科医 数値にこだわるタイプでは，嫌悪感が強い場合があります．数値でなく，胎児の成長にリアルな感覚を持てるよう，胎児の模型などを用いて栄養の必要性を説明すると良いという海外からの報告もあります[2]．数値へのこだわりが強すぎる場合は，体重は自宅では量らず受診時のみにする方が良い場合もあります．中には，妊娠の良い影響もあり，妊娠中は自分のせいでなく体重が増えると考えれば気が楽という場合もあります．新しい身体感覚を体験するわけですので，これが出産後の摂食障害の克服に役立つ場合もあります．

経過

保健所での相談の結果をふまえ，総合病院の産科を受診し，同院の精神科でも援助を受けることになった．また，パートナーとの関係を改善するために，精神科でときどき臨床心理士の面接も受けることになった．

予定日の前日に，無事に出産した．しかし，パートナーが子どもの泣き声がうるさいと言うため，夜中は起きてあやし，日中寝ているような毎日で，生活が不規則になってしまった．憂うつで外に出られない日もあるが，動ける日は子どもを連れて大量の食料の買い物に行き，一日中症状が出ているような状況である．子どもはかわいいと思うが，症状がコントロールできずイライラが消えないという．地区担当保健師がときどき訪問し，産後支援など自治体で提供できるサービスを検討中である．

3 心理面での援助・子育ての援助

 保健師×精神科医×臨床心理士×助産師

保健師 予測はしていましたが，産後はかなり大変なようです．産前に顔見知りになっていて良かったと思います．産後症状が悪化するというのはよくあることでしょうか？

精神科医 はい．メカニズムはよく分かっていませんが，妊娠中は症状が軽減し，産後は悪化するというのが良く見られるパターンです．産後は，抑うつ状態の併存もしばしばあります．摂食障害があることが，産後うつ病のリスク[8]になるという関係も考えておくべきでしょう．ずっと未治療の方が，産後子育てで忙しい中，神経性過食症に加えてうつ病という状態で精神科の受診先を見つけるというのは非常に難しいです．やはり産前に，地域の保健師や子育てサービスを知っておくことが大事だと言えるでしょう．

保健師 このような方の，お子さんとの関係には何か特徴がありますか？今のところお子さんの発育には特に問題ないのですが，お母さんのイライラの強さや，症状，パートナーとの関係を考えると，子育てが出来るのか心配です．

精神科医 いろいろなタイプがあります．自分のことで手一杯で，お子さんにはあまり関心が向かないネグレクトケースもあります．一方で，自分が受けたような子育てではいけないと強く決心して熱心に育児に取り組むものの，お子さんへの接し方がわからず，悩んでいる方もいらっしゃいます．

摂食障害の大きな特徴として，アレキシシミア（失感情症）と呼ばれるものがあります．寂しさ，怒り，不安などの感情を自分ではよく区別できないというものです．空腹感や満腹感などの身体感覚が分からない方もいます．イライラや自己嫌悪が過食衝動として認知されてしまう背景にはこのこともあると言われています．診断基準にはないのですが，大事な症状です．自分だけではなく，お子さんの空腹感，不安感などの読み取りも上手くいかないことがあります．空腹感を読み取れずお子さんの成長が停滞することもありますが，お子さんが泣くと全部空腹のせいだと思って，母乳や離乳食などを与え過ぎる場合もあります．

> **Key Word**
> アレキシシミア（失感情症）

保健師 お子さん自身の空腹感や満腹感も育ちにくいかもしれませんね．

精神科医 そうですね．摂食障害の方は，自分の体重をグラム単位で管理

> **MEMO 3　摂食に関する質問紙**
>
> 摂食障害に関する質問紙には，Eating Attitude Test (EAT), Eating Disorder Inventory-2 (EDI-2), Bulimia Inventory Test, Edinburgh (BITE) など，さまざまなものがある．EDI-2 は摂食や体型に関連する特徴だけでなく無力感・完全癖などの心理も測定し，BITE は過食症の症状を詳しく測定するなど，それぞれの質問紙には特徴がある．質問紙には回答を控える方もあり，質問紙の点数だけで診断がつくわけではない点には注意が必要である．質問紙の点数を見ながら面接を行って，症状を確認するというアプローチが望まれる．

するなど，何事にも管理的になりますが，お子さんについても，気持ちの読み取りが出来ず，行動面で事細かく管理しようとする傾向も見られます．自分が作った食事をこぼすなどの行動に，極度に不寛容な場合も多いです．あまり監視，管理的になって，お子さん自身の試行錯誤を見守るゆとりがないと，お子さんの発達には悪影響です．

臨床心理士　出産前に3回お会いしましたが，確かに，自分の気持ちを説明するのは苦手な印象を受けました．母親や夫との関係でも自己主張をしない受身的な方です．体重の数値を細かくコントロールするタイプではないので，子どもを管理するというより，子どもについても受身的になって，子どもの言いなりになる方が心配ですが，こういうタイプもあるのでしょうか？

精神科医　はい．このようなタイプは子どもに自分の意見を言えず，子どもが成長するにつれて子どもに対峙するのが大変になります．子どもに興味がないネグレクトではなく，対応をあきらめてしまったネグレクトのような状態になります．自信を持って子育て出来るよう，気の長い援助が必要です．

助産師　そのような長期の援助の可能性がある方を，これまで見逃していた気もします．妊娠期に発見して地域の保健師さんに繋げられると良いですよね．

精神科医　過食症は，この方のように，それまで未治療でも本当は困っている場合が多いのです．過食とともにアルコール問題がある場合もあります．妊娠中に，日々の生活の様子を丁寧にお聞きし，症状を発見，評価することが援助の第一歩と言えるでしょう．症状の発見には，摂食に関する質問紙（MEMO 3）を使うなどの方法もあります．未治療だった方にとって，妊娠は治療を始める良い機会だと言えます[9]．

（西園マーハ文）

引用文献

1) 日本精神神経学会監：DSM-5 精神疾患の診断・統計マニュアル. 医学書院, 2014.
2) Harris AA: Practical advice for caring for women with eating disorders during the perinatal period. J Midwifery and Womens Health, 55: 579-586, 2010.
3) Swann RA, et al: Attitude toward weight gain during pregnancy: results from the Norwegian mother and child cohort study（MoBa）. Int J Eat Disord, 42: 394-401, 2009.
4) Fairburn DG: Overcoming binge eating. Overcoming Binge Eating, Second Edition: The Proven Program to Learn Why You Binge and How You Can Stop. The Guilford Press, 2013.
5) 西園マーハ文：摂食障害のセルフヘルプ援助　患者の力を生かすアプローチ. 医学書院, 2010.
6) 西園マーハ文：摂食障害治療最前線・NICE ガイドラインを実践に活かす. 中山書店, 2013.
7) 西園マーハ文：摂食障害と妊娠出産. 精神科治療学, 28: 573-577, 2013.
8) Morgan JF, et al: Risk of postnatal depression, miscarriage, and preterm birth in bulimia nervosa: retrospective controlled study. Psychosom Med, 68: 487-492, 2006.
9) 西園マーハ文：産後メンタルヘルス援助の考え方と実践　地域で支える子育てのスタート. 岩崎学術出版社, 2011.

II 事例で読み解く周産期メンタルヘルス＜妊娠期編＞

妊娠・出産を経験したパーソナリティ障害

　本項では境界性パーソナリティ障害（borderline personality disorders; BPD）を取り上げ，周産期におけるメンタルケアについて提示する．BPDの患者にとって周産期は，子どもをもつことによる夫婦関係の変化，自身の成育歴の想起，育児支援を得るために原家族と再接近する際に生じる葛藤などが問題であり，支援者にとっては，どのように関係性を構築し，対応，支援していくかが問題となる．

症例

年齢 20代前半

既往歴 特記事項なし

生活歴 高校卒業後，飲食店やアパレルの職を短期間で転々とした．X－4年に会社員の夫と結婚し，専業主婦になった．

家族歴 母がうつ病で精神科通院歴がある．

病前性格 気分屋，怒りっぽい

現病歴
　幼少期に両親が離婚し，母子家庭で育った．高校生の頃より，苛々してリストカットをするようになった．X－5年に精神科を受診し，BPDと診断を受け，抗うつ薬2種類（ミルタザピン45mg／日，デュロキセチン20mg／日），睡眠薬2種類（ブロチゾラム0.25mg／日，フルニトラゼパム2mg／日），抗不安薬1種類（ブロマゼパム6mg／日），抗精神病薬1種類（クエチアピン25mg／日）の処方を受けていた．X－4年に結婚したが，夫は飲酒量が多く，酔うと暴力を振るい，喧嘩が絶えなかった．気に入らないことがあると数日〜数ヵ月の家出，大量服薬やリストカットを繰り返していた．
　X年に妊娠が判明し，近医産科にて妊婦健診を受けていた．お腹の子に話しかけたり，名前を考えたりと穏やかな日がある一方で，夫の帰宅が遅いことをめぐり口論になり，突然ベランダから身を乗り出すようなことがあった．精神科のある医療機関での分娩が望ましいとの判断で，26週，当院の産科と精神科に紹介となった．

初診時は，夫への不満を述べ，夫のせいで死にたくなる，眠れないと話し，睡眠薬を増やしてほしいと訴えた．現在のところ抑うつ気分は見られず，不眠，衝動性が主症状と判断し，妊娠中の向精神薬のリスクとベネフィットを説明した上で，抗うつ薬，抗不安薬は漸減中止し，睡眠薬（ブロチゾラム 0.25 mg／日）に少量の抗精神病薬（クエチアピン 25 mg／日）を使用していくこととした．

Point 1
BPD には，気分障害（うつ病，双極性障害），物質使用障害が併存することが知られているため[1]，BPD の特徴だけでなく，併存する精神疾患の評価も必要である．

1 妊娠期の境界性パーソナリティ障害への対応

精神科医×助産師

精神科医 産科での患者さんの様子はいかがでしたか？

助産師 自殺企図や衝動的な面が多い方のようで心配でした．夜中に腹痛を訴えて救急外来に来ることがありました．その時は，夫と喧嘩をして苛々すると言い，話しているうちにお腹の張りも落ち着いて帰宅しました．これから，どんなことに気を付けたら良いでしょうか？

精神科医 まず，BPD というのはどういうものか，簡単にご説明したいと思います．BPD はパーソナリティ障害の一つです．パーソナリティ障害とは，「その人が属する文化から期待されるものから著しく偏り，広範でかつ柔軟性がなく，青年期または成人期早期に始まり，長期にわたり変わることなく，苦痛または障害を引き起こす内的体験および行動の持続的様式である」と定義されています[2]．アメリカでは約 15％ がパーソナリティ障害の基準を満たすという報告もありますが[1]，治療につながる例は少なく，実際に医療機関を受診するのは BPD が多いと言われています．

BPD は，対人関係，自己像，感情などの不安定さや著しい衝動性が特徴です[2]．有病率は，一般人口の約 2％[3] と言われ，生涯自殺率が 8〜10％ と高いことが知られています[4]．うつ病や物質乱用といった精神疾患を合併することがあります[5]．治療は，自殺企図などの危機管理目的に入院を行うことがありますが，基本的には外来治療が中心で，治療は患者さんと治療目標を設定ともに共有しながら行っていくことになります．BPD は，長期的に見ると回復が十分可能な精神障害であると考えられ，まず衝動行為，次いで対人関係の問題が緩徐に改善すると言われています[6]．周産期においては，新しく子どもを迎えることで夫婦関係に困難が生じることがありますし，BPD の原

Point 2
自傷行為や大量服薬があるからといって，BPD であるとは限らない．自傷行為は，ストレスへの対処行動の 1 つである．

家族との関係が良くない方もいますので，そうなると育児支援体制を整えるのが困難になります．

助産師 初回の妊婦健診では問題なく終えたのですが，その後の健診で待ち時間が長いとか，診察が雑でこの前の先生とは違うと苛立ちをぶつけてきて，どうしたら良いか困りました．

精神科医 そうでしたか．対人関係に過敏で，世話をしてくれる人を理想化したり，逆に見捨てられるのではないかと思うと，その態度を極端に変化させたりすることがあります．出来ることと出来ないことを優しく分かりやすく伝えることや，診察や検査などの見通しを分かりやすく伝えること，スタッフ間で情報を共有し対応を統一していくことが大切です．

助産師 分かりました．今度のミーティングで共有したいと思います．

2　妊娠中・産後の薬物療法

産科医×精神科医×薬剤師

産科医 現在，睡眠薬と抗精神病薬を飲んでいますが，過去に大量服薬もしていますよね．薬は必要なのでしょうか？

精神科医 そうですね．もともと複数の向精神薬を服用していました．妊娠中には，リスクとベネフィットを考慮して，必要最小量の薬を処方することを目指して調整しているところです．しかし，衝動性が高く，過去にも自殺企図を繰り返し，現在も夫との関係が不安定ですので，何らかの薬物療法が必要な方だと思います．BPDの治療の際には，対症的な薬物療法になるため，薬剤が多くなるということが言われています．BPDの40％が，3剤以上の薬物療法を受けているという報告もあります[7]．BPDの第一選択薬としては，少量もしくは中等量の第二世代抗精神病薬が推奨されています[4]．気分安定薬のうち，バルプロ酸ナトリウムやトピラマートは衝動性や怒りにある程度の効果が期待されますが，前者は妊娠中の使用には注意を要する薬物です．妊娠中や授乳期にどの程度の薬が必要なのか，これまでの経過をあらためて聴取して評価することが必要です．

薬剤師 第二世代抗精神病薬の妊娠中の使用に関する情報は限られていますが，自然奇形発生率（2～3％）を大きく上昇することはないのではないかと言われています[8]．また，睡眠薬についてですが，妊娠中の使用について，睡眠薬は同じベンゾジアゼピン（Benzodiazepine；BZD）系抗不安薬と同様にBZD系全体とし

て評価されており，以前の症例対照研究では先天異常全体や口唇・口蓋裂のリスクの上昇が指摘されていましたが，その後のコホート研究やメタ分析の結果では，先天異常のリスクは大きく上昇しないと言われています[8]．各薬剤については情報が不十分であり，今後も情報の集積が必要です．

産科医 先日，精神科で薬を減らされたから，抗不安薬だけでも出してくれないかと言われました．うちでは出せないと断りましたが．

精神科医 BPDの中には，薬に依存的になる方もいて，特にBZD系抗不安薬や睡眠薬を乱用することがあります[4]．この患者さんも過去に大量服薬歴もあり，依存の問題だけでなく，BZD系薬剤によって衝動性や攻撃性が悪化するという報告[9]もありますので，BZD系薬剤を減らし，衝動性や感情易変性に対しては少量のクエチアピンを継続的に処方したいと思っています．

産科医 なるほど．授乳についてはどうなのでしょうか？

薬剤師 服用している量にもよりますが，通常BZD系の薬剤の相対乳児摂取量（relative infant dose；RID）が3〜8%であるのに比べ，抗精神病薬のRIDは0.3〜4%と低めになっています[8]．先ほどのBZD系薬剤の依存や症状悪化の可能性を考慮すると，少量の抗精神病薬で苛々や衝動性を抑える方が，授乳期には適しているかもしれません．

> **Key Word**
> RID
> → p.71 参照．

経過

その後，精神科通院が途絶えた．妊婦健診には来院している．ある時，夫から助産師に電話が入った．「妻が今すぐ産んでしまいたい．早く病院の先生にお願いして，そうじゃないと死ぬと繰り返しており，仕事中にも電話やメールが頻回で，困っている．入院か，すぐに出産にできませんか」と言う．産科医が，まだ30週であるためすぐの出産は難しいこと，入院については精神科の主治医に聞いてみるよう話した．助産師が妊婦健診にて本人に確認したところ，夫からのDomestic Violence（DV）が続いており，夫以外の育児支援者も不在で，産後の育児体制について不安が聞かれた．出産後の子どもの養育について出産前に支援を行うことが必要と考えられたため，本人の同意を得て，助産師が地域の保健師に特定妊婦として連絡を入れ，妊娠中に支援者でケア会議を行うことになった．

> **Key Word**
> 特定妊婦
> すでに養育に問題がある，支援者がいない，望まない妊娠，若年妊娠，こころの問題がある，経済的困窮，母子手帳未交付であるなど，出産後の養育について出産前において支援を行うことが特に必要であると認められる妊婦のこと（児童福祉法第6条の3第5項）[10]．特定妊婦は養育支援訪問事業や要保護児童地域対策委員会の対象となり，母子保健，虐待予防，虐待防止を目的とし，地域のネットワークの中で支援していくことになる．

3 患者情報の共有と今後の対策の検討

保健師（児童福祉担当）×助産師×産科医×精神科医×医療ソーシャルワーカー（MSW）

> **Point 3**
> パーソナリティ障害患者の家族は，患者の不安定な対人関係から攻撃や依存の対象となり，疲弊することが多い．家族の負担に共感，支持すること，病状に一喜一憂しないことなどの助言が有用である．

保健師：夫からこちらにも連絡が入り，相当お疲れの様子です．このままでは子どもを一緒に育てていく自信がないと話していました．

助産師：患者さんは陣痛がいつ来るのか怖いとよく話していて，何とかして早く赤ちゃんを出せないかと頼まれます．それはできないよと話していますが，なかなか納得しなくて．

産科医：診察の場面でも，今すぐ帝王切開にしてほしいと言われました．入院も希望されたので精神科の先生に聞いてみるように伝えました．

> **Point 4**
> BPDの治療の基本は外来治療であり，患者と治療目標を十分検討した上で入院治療の適応とすることが多い．

精神科医：夫からも連絡が入り，精神科通院が中断していますので，精神科を受診して相談しましょうと伝えてあります．自殺企図や衝動性が切迫している場合には，入院適応になることはありますが，本人がどう考えているか，確認したいと思います．

助産師：分かりました．よろしくお願いします．ところで，この患者さんは大量服薬やリストカットの既往があって，今も夫と些細なことで喧嘩が絶えません．夫からのDVもあるようです．このような中，本当に育児ができるのか心配になります．

精神科医：そうですね．この患者さんは感情の浮き沈みが激しく，安定している時には問題なく育児が行えると思われますが，衝動性や感情の不安定性があり育児への影響が懸念されます．

厚生労働省の統計によると，平成25年2月1日現在3,147人が乳児院に入所しており，入所理由は，「母の精神疾患等」21.8%，「母の放任・怠だ」10.8%となっています[11]．疾患別の入所についての記載はありませんが，母の精神疾患の重症度や機能水準や養育能力，育児支援体制がどの程度整っているかによって，自宅での養育が可能か判断することになると思います．また別の調査では，母親にBPDがある場合に，子供を保護するサービスを利用することが多いという報告があります[12]．

出産後は，可能な限り夫に来院してもらい，育児生活をイメージして退院してもらうことも大切です．

MSW：先日，出産費用や育児支援のことで私のところに紹介になりました．実母とは疎遠で，義母はお手伝いには来てもらえるけれど，口うるさくて本当は来てほしくないと話しています．夫と義母が育児支援者にはなりますが，関係性があまり良くないようで心配です．「私，こんなで育児できるのかな」と漏らして

いましたので，育児ヘルパーの情報提供をしました．

助産師 今は自分のことで精一杯で，子どものことを話す余裕もないような気がしました．

保健師 産後の育児支援や，育児が難しいと感じた時に使える支援（乳児院やショートステイ）についても情報提供をさせていただきたいと思います．また，児童相談所とも連携していきたいと思います．

精神科医 本人も育児には不安を抱いているようですね．育児ができないと決めつけられたと被害的に感じやすいと思いますので，本人の育児への不安を傾聴しながら，サービスについての情報提供をしていただけると良いと思います．特に，地域の保健師さんは，今後も関係が長く続くことになりますので，本人の思いを十分に汲み，共有した上でアドバイスを行うなど，本人とのつながりを大事にしていただけると良いと思います．よろしくお願いします．

経過

39週時，2,870gの女児を自然分娩で出産した．産後の疲労や睡眠不足から苛々することがあり，スタッフにも攻撃的になることがあったが，妊娠中から対応を統一することを周知していたため，大きなトラブルなく過ごした．担当の助産師が不安を傾聴しながら丁寧に育児指導を行い，本人は不安がありながらも，「かわいいと思う．自分で育てていきたい」と話した．地域の保健師に産後の様子を伝え，退院後早期の家庭訪問を依頼した．

退院後は義母の手伝いを受けながら育児をしていた．保健師が訪問をした際，「義母が私の育児にケチをつけるんです．もう苛々して一度夜に家出したら，夫からも義母からも母親失格だって言われて，最悪です．もう死にたいです．この前1回リストカットしてしまいました」と話した．心配になった保健師から電話がかかってきた．

4 育児中の衝動行為への対応

保健師（児童福祉担当）×精神科医

保健師 新生児訪問に同行しましたが，とてもストレスが溜まっているようで，「死にたい」と言われました．実際リストカットもあ

ったようです．どう対応していいのか戸惑いました．

精神科医 希死念慮や自傷行為について話をされた場合には，まずは，「お話ししてくれてありがとうございます．とても心配に思います」と話してくれたことを評価し，支援者として心配していることを伝えてください．そして，どうしてそのような思いが出てきて，自殺企図に至ったのか，ということを聞いてみてください．何かきっかけがあると思います．また，自殺企図をしたとき，どんな気持ちだったかについても丁寧に拾い上げてもらえると良いと思います．もしかしたら，本人は「分からない，覚えていない」と言うかもしれませんが，この作業を繰り返すことで，問題を自分の意識に留めておくことができると言われています[13]．精神科の外来では，自傷行為をやめることを指導するのではなく，自傷行為に変わる対処方法を一緒に探すことを行っていますので，それを話題に挙げてもらっても良いと思います．

保健師 そうですか．そのようにしてみます．家での育児を何とか行っている状態ですが，今後も心配です．子どものことは本当にかわいいと言います．でも，義母や夫ともめると，結局育児を一人ですると意固地になって，子どもが泣き止まないと苛々してしまうということのようです．そのため，家族だけでなく育児ヘルパーを利用してもらうことになりました．

精神科医 産直後には，児に対する愛着がみられましたが，義母や夫との関係が悪化すると，その怒りが児に向けられてしまうのかもしれません．育児ヘルパーの利用により，家族との葛藤が減ることで，児への怒りは軽減されることが考えられますね．BPDの方の場合，その衝動性や攻撃性などが問題視され，支援者が陰性感情を抱いてしまうことがありますが，基本的には自分の辛さを分かってほしい，共感してほしいということが根底にあります．その点に気を付けながら，細く長く付き合っていけると良いと思います．

（菊地 紗耶）

> **Key Word**
> 陰性感情
> 治療者や支援者が相手に対して抱く，怒り，苛立ち，嫌悪，拒否といった否定的な感情のことを指す．BPDに限定されたものではないが，BPDの衝動性，攻撃性，操作性などから支援者がさまざまな陰性感情を抱きやすく，支援者間でこれらの感情を共有することが重要である．

引用文献

1) Grant BF, et al: Prevalence, correlates, and disability of personality disorders in the United States: results from the national epidemiologic survey on alcohol and related conditions. J Clin Psychiatry, 65: 948-958, 2004.
2) 日本精神経学会監：DSM-5 精神疾患の診断・統計マニュアル．医学書院，2014.
3) Allilaire JF: Borderline personality disorders: diagnosis and treatment. Bull Acad Natl Med, 196: 1349-1358, 2012.
4) American Psychiatric Association Practice Guidelines: Practice guideline for

the treatment of patients with borderline personality disorder. American Psychiatric Association. Am J Psychiatry, 158: 1-52, 2001.
5) 牛島定信編：境界性パーソナリティ障害＜日本版治療ガイドライン＞. 金剛出版, 2009.
6) 林　直樹：境界性パーソナリティ障害の長期予後. 臨床精神医学, 43: 1457-1463, 2014.
7) Zanarini MC, et al: Mental health service utilization by borderline personality disorder patients and axis II comparison subjects followed prospectively for 6 years. J Clin Psychiatry, 65: 28-36, 2004.
8) 伊藤真也ほか編：向精神薬と妊娠・授乳. 南山堂, 2014.
9) Cowdry RW, et al: Pharmacotherapy of borderline personality disorder. Alprazolam, carbamazepine, trifluoperazine, and tranylcypromine. Arch Gen Psychiatry, 45: 111-119, 1988.
10) 厚生労働省 雇用均等・児童家庭局総務課編：子ども虐待対応の手引き（子ども虐待対応の手引き（平成25年8月改正版）. Available from: <http://www.mhlw.go.jp/seisakunitsuite/bunya/kodomo/kodomo_kosodate/dv/130823-01.html>
11) 厚生労働省：平成25年児童養護施設入所児童等調査結果（平成25年2月1日現在）. Available from: <http://www.mhlw.go.jp/stf/houdou/0000071187.html>
12) Blankley G, et al: Borderline Personality Disorders in the perinatal period: early infant and maternal outcomes. Australas Psychiatry, 23: 688-692, 2015.
13) 平島奈津子：パーソナリティ障害に対する助言や指導―私はどうしているか―. 臨床精神医学, 43: 1167-1172, 2014.

II 事例で読み解く周産期メンタルヘルス＜妊娠期編＞

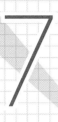

周産期に受けた身体的・性的・心理的暴力

妊婦健診時に妊婦の身体に複数の皮下出血があることに助産師が気付いた．助産師は産科医と相談し，被暴力による外傷の可能性があると判断した．そこで，妊婦と胎児の安全を確保するため，医療者がどのように介入すればよいか検討する目的で，担当の産科医，助産師と，コンサルテーションを受けた精神科医がケースカンファレンスにてクロストークすることとなった．さらに後日，産科医，看護師と地域支援機関の保健師との間で連携のための情報交換と介入方法の検討を行った事例である．

> **Point 1**
> 院内コンサルテーションにおいても，当事者の同意が得られない場合には個人情報保護の観点から個人が特定される情報は開示しないよう配慮する．

症例

年齢 20代後半

既往歴・現病歴
経産婦で，夫（30代前半），長男（3歳），次男（1歳）と4人暮らし．X－8歳時に人工妊娠中絶した．X－6歳時に結婚．結婚後すぐに自然流産を経験．第2子妊娠中，切迫早産の既往あり．精神障害の既往や精神科受診歴はない．今回，自然妊娠が成立し，妊娠6週に産婦人科を初診し，妊娠管理を行っている．妊娠24週の診察時に妊婦の身体に複数の皮下出血を認めた．

1 医療者が妊産婦の暴力被害に気付いたときの初期対応

 助産師×精神科医

助産師 当院の妊婦健診を受けに来られている経産婦の女性です．現在，妊娠24週です．健診時に背中，大腿など不自然な位置に皮下出血があることに気付きました．私が，皮下出血について「これ，どうされましたか？」と尋ねたら，表情がさっと険しくなって「よく，ぶつけてしまうので」と言ったきり黙ってしまいました．衣服を着ると見えない位置に，新旧複数の皮下出血があり，何らかの暴力を受けているのではないかと心配になりました．

精神科医　このケースのように，普段は隠れて見えない身体的部位への暴力の痕跡が医療機関での診察時に偶然見つかり，パートナーからの暴力（intimate partner violence; IPV）の発見に繋がることがあります．ただし，IPV を受けている女性は，医療者に対し自分の受けている被害を控えめに表現することが多いと言われます．被害女性の気持ちの背景には，パートナーからの暴力に対する女性自身のとまどいや恥の感情，否認，自責感や，被害を口外することでパートナーから報復されることへの恐れなどが存在すると言われます[1]．また，理解しがたいかもしれませんが，暴力を受けてもなおパートナーへの愛情を持ち，パートナーが第三者から責められることを避けたいと思っている女性もいます．医療者側は，女性が被害を過小評価して報告している可能性を認識しつつ，まずは背景にある気持ちに寄り添い，女性との信頼関係を構築することが大切であると思います．

> **Key Word**
> IPV
> 現在または過去のパートナー，配偶者による身体的・性的・心理的暴力のこと．

> **Point 2**
> 医療者が一方的に支援を押し付けてはならない．女性に話した内容は，本人の同意をとってカルテに記載するが，情報は慎重に取り扱い，パートナーや家族への開示は行わない．

助産師　なるほど．まずは女性の気持ちに寄り添い，信頼を得ることが優先ですね．

もう一つ，気になることがありました．健診時にこの女性は 3 歳と 1 歳の息子さんを連れてきています．普段の息子さんたちへの接し方は，穏やかで特に問題ないように見受けられました．ただ，一度，待合室のキッズスペースで遊んでいた長男を大声で怒鳴りつけているのを見かけました．この方はとてもピリピリした様子で，長男は怯えて竦んだようになり，その後，遊ばなくなってしまいました．普段は大人しい感じの人なので，いつもと違う姿に驚いたのを覚えています．

精神科医　確かに，3 歳の長男に対する厳しい怒り方も気になる徴候ですね．IPV 被害女性は暴力への恐怖や嫌悪から，わが子が少しでも乱暴な物の言い方や態度を示すと過剰に反応し，止めさせようとすることがあります．あるいは，子どもが騒ぐとパートナーから母親である自分が叱責されるために，日常的に子どもを抑圧せざるを得ないというケースも見られます．また，過度に焦燥的になっている背景に，ご自身が妊娠期の抑うつや不安状態に陥っている可能性もあります．周産期において，うつ，不安，心的外傷後ストレス障害（post traumatic stress disorder; PTSD）を呈する患者は IPV 被害者であることが多いと言われます[2]．また，子どもに対する被害や，子どものメンタルヘルスへの影響も懸念されます．

> **Point 3**
> 周産期うつ，不安，PTSD を呈する女性に対しては，IPV の可能性を考察する．

助産師　今後，この女性の精神状態はもちろんのこと，お子さん達の様子も慎重に見守っていく必要がありますね．

2 妊婦に対するIPVのスクリーニング

精神科医×助産師

精神科医 平成26年度の世論調査によると，"身体的暴行""心理的攻撃""経済的圧迫""性的強要"のいずれかにおいて配偶者から被害を受けたことがある女性についてまとめると，「あった」と答えた人が23.7%と報告されています．それぞれについては，身体的暴行が15.4%，心理的攻撃が11.9%，経済的圧迫が7.4%，性的強要が7.1%とのことです[3]．つまり，5人に1人の女性は配偶者からの何らかの被害を受けている状況です．

一方，妊娠中の女性が身体的暴行を受ける率は4〜8%と言われています[4]．国内外の調査では，妊娠前と比較し妊娠中の女性がIPVを受ける割合は低下すると報告されていますが[5,6]，妊娠中にIPVを受けているケースでは妊娠合併症を引き起こしやすく[7]，暴力が女性と子ども双方に向かい，被害が広がる可能性もあります．周産期は女性と医療・社会福祉従事者が接する機会が増えるため，潜伏しているIPV被害が発見されやすい時期といえます．妊産婦と児の心身の安全と健康を守るためには，周産期医療の現場において，全妊婦に対しIPVのスクリーニングを導入することが望ましいのではないでしょうか？

助産師 確かに，全妊婦を対象とすることが理想的ですね．スクリーニングツールとしてはどんなものがありますか？

精神科医 スクリーニングツールとして，女性の虐待アセスメント尺度（Abuse Assessment Screen；AAS），パートナーの暴力判定尺度（Partner Violence Screen；PVS），女性に対する暴力スクリーニング尺度（Violence Against Women Screen；VAWS）などがあります[8]．AASは，妊娠中の女性の身体ならびに性的な虐待を「はい」「いいえ」で回答する3項目の質問で評価します．PVSは身体的暴力と女性の安全の認識を判断する尺度です．VAWSは日本で開発された，身体的暴力・心理的暴力・性的暴力のスクリーニング尺度です（表2-2）．周産期において複数回，安全な場所で女性が1人の時に自己記入形式で行うことが推奨されています[8]．自己記入式スクリーニングツールは有益で簡便ですが，SOS発見の糸口にすぎません．もし，スクリーニングで陽性であったとしても，医療者にIPVについて相談するかどうか本人の意思を尊重することが望まし

表 2-2 DV スクリーニング尺度
a 女性の虐待アセスメント尺度（AAS）

1. 過去 1 年において，あなたは，殴られたり，たたかれたり，けられたり，そのほかに身体的な暴力を受けたことはありますか？　　はい　いいえ
   もしあったら，それは誰からですか？　_____
   何回くらいありましたか？　_____

2. 妊娠してから，あなたは，殴られたり，平手打ちされたり，けられたり，そのほかに身体的な暴力を受けたことはありますか？　　はい　いいえ
   もしあったら，それは誰からですか？　_____
   何回くらいありましたか？　_____

   身体の図の中に，暴力を受けた場所を示してください．以下の分類に従って，受けた暴力の状態に対応する点数を記入してください．

   　　　　　　　　　　　　　　　　　　　　　　　　　　　　点数
   1＝凶器を使うなどして脅される　　　　　　　　　　　　　_____
   2＝たたかれる，押される；けがはない，または痛みが続く　_____
   3＝殴る，ける，青あざや切傷，または痛みが続く　　　　　_____
   4＝殴打される，重症の打撲，火傷，骨折　　　　　　　　　_____
   5＝頭部損傷，内部損傷，永久的損傷　　　　　　　　　　　_____
   6＝凶器の使用，凶器による外傷　　　　　　　　　　　　　_____

   同じ場所に複数の暴力があった場合は，より大きい数字で示される状態のほうを記入してください．

3. 過去 1 年において，あなたは，性的な行為を強要されたことはありますか？
   　　　　　　　　　　　　　　　　　　　　　　はい　いいえ
   もしあったら，それは誰からですか？　_____
   何回くらいありましたか？　_____

b パートナーの暴力判定尺度（PVS）

1. 過去1年において，あなたは，殴られたり，けられたり，そのほかに身体的な暴力を受けたことはありますか？　　　　　　　　　　　　はい　いいえ
もしあったら，それは誰からですか？＿＿＿＿＿＿＿
2. あなたは，現在のパートナーとの関係性の中で，安心が得られていますか？
　　　　　　　　　　　　　　　　　　　　　　　　　　　　はい　いいえ
3. あなたに危険を感じさせる身近な男性はいますか？　　　はい　いいえ

c 女性に対する暴力スクリーニング尺度（VAWS）

　問1から問7は，過去1年間のあなたとパートナーとの関係についての質問です．あなたとパートナーの状態に最もよくあてはまると思われるもの1つに☑をつけてください．

1. あなたとパートナーの間でもめごとが起こったとき，話し合いで解決するのは難しいですか？ 　□よくある　　　□たまにある　　　□まったくない
2. あなたは，パートナーのやることや言うことを怖いと感じることはありますか？ 　□よくある　　　□たまにある　　　□まったくない
3. あなたのパートナーは，気に入らないことがあるとあなたを大きな声で怒鳴ったりすることがありますか？ 　□よくある　　　□たまにある　　　□まったくない
4. あたなのパートナーは，怒って壁をたたいたり，物を投げたりすることがありますか？ 　□よくある　　　□たまにある　　　□まったくない
5. あなたは，気が進まないのにパートナーから性的な行為を強いられることがありますか？ 　□よくある　　　□たまにある　　　□まったくない
6. あなたのパートナーは，あなたをたたく，強く押す，腕をぐいっと引っ張るなど強引にふるまうことがありますか？ 　□よくある　　　□たまにある　　　□まったくない
7. あなたのパートナーは，殴る，けるなどの暴力をふるうことがありますか？ 　□よくある　　　□たまにある　　　□まったくない

精神科医　く，本人の意思に反して介入が時期尚早だと，逆に「そんなに大したことではない」と支援を回避する女性もいます．その行動の背景には，相談したことをパートナーに知られることへの恐怖や，被害を受けている自分への恥の感情，自責感，過去に支援を求めて失敗した体験による無力感など，さまざまな心理が働いているからです．周産期医療スタッフは常にIPVの徴候に気付くためのアンテナを張っておきながら，まずは，妊産婦が望む時にIPVについて安心して相談できる場所と人材をいつでも提供できるよう準備を整えておくことが大切ではないでしょうか．そのためには，スタッフのIPVに関する教育研修なども有用かと思います．

d 危険性判定尺度（DA）*

1.	過去1年間で，身体的な暴力の頻度は多くなりましたか？	Yes	No
2.	過去1年間で，身体的な暴力の程度はひどくなりましたか？または，凶器を使われたり，凶器で脅されたことがありますか？	Yes	No
3.	あなたは，パートナーから首を絞められたことはありますか？	Yes	No
4.	あなたの家に，銃はありますか？	Yes	No
5.	あなたのパートナーは，あなたが望まないのに性行為を強要することがありますか？	Yes	No
6.	あなたのパートナーは，薬物（ドラッグ）を使っていますか？		
7.	あなたのパートナーは，あなたを殺すぞと脅したり，実際にあなたを殺そうとしたことがありますか？	Yes	No
8.	あなたのパートナーは，ほぼ毎日飲んで酔っ払っていますか？	Yes	No
9.	あなたのパートナーは，あなたの日常生活のすべてをコントロールしていますか？例えば，あなたの友人関係や，買い物で使ってよいお金，また車の使用など．（パートナーがそうしようとしても，従っていない場合はここに印をつける）	Yes	No
10.	あなたが妊娠しているときに，殴打されたことがありますか？（妊娠したことがない場合はここに印をつける）	Yes	No
11.	あなたのパートナーは，常に異常なほど嫉妬深いですか？	Yes	No
12.	あなたは，自殺したいと思ったこと，または自殺しようとしたことがありますか？	Yes	No
13.	あなたのパートナーは，自殺すると脅したり，または自殺しようとしたことがありますか？	Yes	No
14.	あなたのパートナーは，自宅外でも暴力的になることがありますか？	Yes	No
Yesの合計数			

＊：2003年改訂版が出されている．

（文献9より転載）

3 IPV被害女性，パートナーの臨床像

精神科医×産科医×助産師

精神科医 この方の，妊婦初期の様子はどうだったのでしょうか？

産科医 妊娠初期の健診の頃は，嘔気，頭痛，めまい，不眠などさまざまな訴えがみられました．妊娠悪阻と判断し対症療法を行っていました．現在は妊娠24週になり，すでに妊娠悪阻は治まっているようですが，体重が非妊娠期と変わらないままです．栄養指導を行い適切な栄養摂取を促していますが，体重増加や体形変化に対する強い抵抗感があるようで，第1子，第2子妊娠時も体重増加は5kgに満たなかったようです．摂食障害の可能性もあると考え，精神科や心療内科への紹介を提案しました

> **Point 4**
> IPV被害者は,慢性的に続く頭痛,胃腸症状,不眠,抑うつを訴えることが多い.

が,ご本人に断られてしまいました.

精神科医 そうでしたか.IPV被害女性は,嘔気,頭痛などの身体症状を訴えてたびたび医療機関を受診する傾向があり,プライマリケアの領域でもIPVのスクリーニングの必要性が認識されています[9].この方の場合,妊娠悪阻の影響もあるかと思われますが,不特定多数の身体愁訴や不眠,不安,抑うつなどの精神症状を伴っている可能性があり,IPVハイリスク群と考えられると思います.また,妊娠期体重の極端な増加あるいは過少も身体的・性的暴力被害との関連が指摘されています[10].現段階でこの方が摂食障害かどうか判断できませんが,摂食障害患者はIPV経験が一般人より多い傾向にあり[11],同様に,妊娠中の摂食障害患者についてもIPVとの関連が報告されています[12].IPVや性暴力被害経験などが,体重増加や体型変化に対する恐怖,低体重であることへの否認,過食嘔吐などを生じさせていることもあり,やはり,心理的援助の専門家の介入が望ましいでしょうね.

産科医 実は,初診時は1人で来院され,当初,ご自身は経済的理由から人工妊娠中絶を希望されていました.その数日後の診察に夫と一緒に来院し,一転して妊娠継続する意向を示されました.その際,ご自身は終始無表情で,ほとんど何も発言されなかったので,私が再度この方の意思を確認したところ,一瞬,夫の顔色をうかがったように思います.その時はあまり気に留めていませんでしたが,今思い返すと少し怯えたような表情だった気がします.

> **Point 5**
> IPV(性的暴力)によって,望まない妊娠,繰り返す人工妊娠中絶や流産の既往を引き起こしていることがある.

精神科医 望まない妊娠,繰り返す人工妊娠中絶や流産の既往などもIPVの臨床症状であると言われています[13-15].この方は中絶を希望していたものの,夫の意向に従って妊娠継続に至ったという経緯があるのですね.このような,パートナー間の力関係の極端な偏りも,気になるサインです.パートナーからの繰り返される暴力的支配に対し女性が無力感を持ち,最初から抵抗しない,逆らわない習慣が身についてしまっていることが多いのも事実です.ところで,この女性の夫はどのような方でしょうか?

助産師 妊婦健診の時はたいてい夫が出勤時間をずらして送り迎えをされているようで,いつも朝一番の診察時間帯に夫同伴で来られています.夫はごく普通の会社員という印象の方で,応対も穏やかですし,暴力を振るうようには全く見えませんでした.夫はいつも奥さんの体調を気遣っておられる様子で,妊娠悪阻の時は輸液をしてもらえないかと尋ねるなど,診察時にも夫の方

が積極的に発言されていました．

精神科医 IPVを行うパートナーの多くは，一見，ごく普通の方です．常に気難しい表情や，攻撃的な態度をとるというよりも，むしろ，人前では礼儀正しく，愛想が良く，妻を思いやる優しい夫であることが多い印象です．暴力を振るうパートナーが，しばらくすると一転して過剰なほど被害女性を労り，パートナー関係の維持を求めてくる態度に翻弄されている女性が多いのです．通院の送迎や診察の同伴などの，一見，甲斐甲斐しく見える行動に，女性に対する独占支配欲や監視という側面が見られることがあります．

助産師 暴力を振るうパートナー自身に対する有効なアプローチはありますか？

精神科医 残念ながら，パートナー自身が自分の暴力を認め，自ら問題解決のための援助を求めない限り，パートナーに対する有効な介入方法が確立していないのが現状です．パートナーにアルコール依存など精神障害が認められる場合は，精神障害に対する治療的介入が必要です．

4 IPV被害女性の家庭・社会的背景を考慮した対応

精神科医×助産師×産科医

精神科医 この女性の現在の生活状況や支援基盤はいかがでしょう？

助産師 当院では初診時に自己記入式の問診票をもとに助産師による生活状況など社会的背景の聴取を行っています．この方は夫，長男，次男との4人暮らしです．夫の転職で全国を転々としておられ，この地域にも半年前に引っ越してきたばかりで友人もなく，双方の親は遠方に住んでおられるそうです．夫が仕事で不在の日中は，ほとんど母子のみで過ごしているようでした．

精神科医 IPVのケースでは，パートナーが女性を親族や友人から遠ざけることがあります．親族や友人から離れると，女性は経済的にも精神的にもパートナーに頼らざるを得なくなります．女性の身を案じる親族や友人と付き合うとパートナーの機嫌が悪くなるので，女性自ら周囲と距離を置いたり，周囲がパートナーを非難することに女性が反発を感じて周囲との接触を拒み，ますます孤立していくことがあります．

> **Point 6**
> IPV被害を受けている女性は，心理的・社会的に孤立しやすい．

産科医 今後，産婦人科としては，どのように対応していくことが望ましいでしょうか？

精神科医 医療機関は被害発見の窓口です．医療機関は，IPV被害女性に対し配偶者暴力被害相談センター，警察など状況に応じた相談機関についての情報提供を行う必要があります．また，地域行政における精神保健，あるいは妊産婦であることから母子保健と連携し，地域でも自宅訪問などによる見守りを強化し，緊急時の相談経路を確立しておくことも有用です．保健・医療・福祉・司法・警察などの連携下で，IPV被害母子の安全を守ることが求められます（図2-2）．

介入のためには，この女性自身の援助希求能力を高める必要があります．援助を求める相手への信頼感を基盤に，「援助してもらう価値のある自分」の存在を肯定することが求められます．通常，暴力被害を受け続けた女性はなかなか自己肯定感を持ち難いのですが，周産期ならではの「赤ちゃんのために」という感覚は，女性が援助を求め，受け入れる糸口になります．被害女性にとって周産期は介入の好機であると考えます．

助産師 まずは医療スタッフがこの方との信頼関係を築き，ご本人の意思を確認した上でお話を伺い，配偶者暴力被害相談センターの紹介，警察など緊急時の対応方法などを提案することを検討したいと思います．また，地域の母子保健と情報共有し，連携下での母子の見守りの方法を探っていきたいと思います．

> **Key Word**
> 援助希求・援助要請（help-seeking）
> 広義には①問題の認知，②援助の必要性の認知，③誰にどこで援助を求めるかの選択の3段階に分けられる[16]．

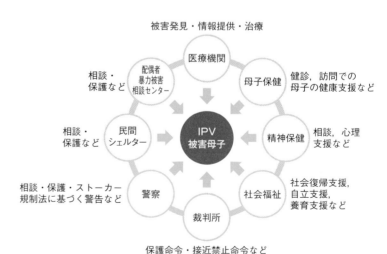

図2-2 周産期におけるIPV被害母子に対する支援のための関連機関と主な役割

（文献17より著者作成）

経過

後日，健診時に助産師がこの女性の意思確認を行った．夫からの暴力の有無については明言しなかったが，家庭のことについて相談したいとの意思表示があった．地域におけるIPV相談窓口として配偶者暴力被害相談センターの情報提供を行い，母子の健康に関する支援として地域保健師の介入を提案した．了承が得られたので，医療機関内にて母子保健担当の保健師を招いてケースカンファレンスを行い，産科医，助産師とクロストークを行った．

5 医療機関と地域支援機関との連携

保健師（母子保健担当）×助産師×産科医

保健師 この女性は，長男の3歳児健診の際に市の育児相談に来られたことがあります．長男が落ち着きなく，うまく育てられないという内容の相談でした．面談時の様子では，お子さんに発達上の問題はないと思われましたが，お母さんがお子さんの行動に対して神経質になっておられ，厳しく制止することが多いためか，お子さんが何度もお母さんの顔色をうかがうような様子が見られたことが気になりました．長男，次男ともに予防接種歴や健診受診歴に問題はなく，面談時点では児童虐待を疑うような徴候は見られなかったと思います．お母さんの育児不安が強い様子だったので，その後も定期的に面談する予定でしたが，結局，1回きりで途絶えています．市の配偶者暴力被害相談センターには，まだこの方から相談の連絡が入っていないとのことです．

助産師 この方は自分自身のIPV被害や精神的不調については認めたくないという傾向があって，配偶者暴力被害相談センターへの相談にためらいがあるようです．センターの情報を提供した時は「何かあったときの保険として，一応聞いておきます」と言っておられました．現在は妊婦健診ごとに助産師が面談を行っています．面談では育児や出産についての相談が中心で，IPVについてはあまり語られないのですが，まずはスタッフとの信頼関係を築いていこうと思っています．地域における保健師さんの介入の提案は受け入れが良く，産後早期の自宅訪問なども希望されていました．

保健師 では，まずは保健師による妊娠・育児相談という形をとりなが

ら，IPV 被害状況について見守りを強化しつつ，機会を見て配偶者暴力被害相談センターへ繋いでいきたいと思います．この方のメンタルヘルスについては，どのような介入を検討されていますか？

産科医 妊娠期の不安やうつ状態，摂食障害の可能性が懸念されるため，精神科への受診を提案しましたが，受診することを夫に知られたくないため，自分1人で長男・次男を連れて受診しなくてはならず，受診は難しいとおっしゃっていました．現時点では，妊婦健診時に産婦人科所属の臨床心理士による面談実施を予定しています．

保健師 この方の自宅から近いところに保健所があり，精神保健の相談業務を行っています．ご自身で保健所に来所できそうなら，母子保健担当の保健師から精神保健担当の保健師に情報提供し，精神保健領域からの支援方法も検討してみます．

助産師 IPVやこの方の精神的不調が，生まれてくる赤ちゃんや長男・次男の心身の発達に与える影響も懸念されます．この方は夫以外に家事育児の協力者がいないため，お産のための入院期間中に長男・次男をどこに預けるかも迷っておられます．子どもの養育やメンタルヘルスに対する社会福祉資源にはどのようなものがありますか？

保健師 産前産後の上の子どもの養育サポートとしては保育所，ファミリーサポートセンター（→ p.173），ショートステイ，デイサービスの利用，子どもに関する相談窓口としては児童相談所や市町村における家庭児童相談室などがあります．赤ちゃんや長男・次男の健康や発達については，母子保健で定期的にフォローアップを行っていく予定です．

> 相談窓口や社会福祉サービスは，市町村によって異なる．詳細は各市町村などに問い合わせいただきたい．

経 過

ケースカンファレンスによる多領域での情報共有と介入方針の統一後，産科医療機関，母子保健，精神保健連携下でこの女性と長男・次男に対するフォローアップを実施した．女性は少しずつ周囲に対する信頼感や自己価値感を取り戻していった．夫との間の緊張関係は続いており，暴言などによる精神的暴力は日常的に続いていたが，妊娠後期に入り身体的暴力は見られなくなっていた．妊娠8ヵ月になって，ようやく配偶者暴力被害相談センターに自ら相談に行った．センターで結婚前の交際期間中から続いてきた夫からのIPVについて相談し，緊急時の対応方法や今後，母子が安全に生活

するための手段について検討がなされた．その後，長らく連絡を取っていなかった実母に連絡し，産前産後に自宅に泊まりに来てくれるように頼んだ．実母は仕事を調整して，女性の自宅に2週間泊まり込み，産前産後の女性と子どもたちの世話を担ってくれた．妊娠38週で2,556gの女児を出産．児の健康状態は良好であった．

実母が自宅に泊まりに来ている間，夫によるIPVは見られなかったが，実母が実家に帰ってからは再びIPVが激化した．産後2ヵ月目，夫がこの女性の頭部に身体的暴力を振るった際に生命の危険を感じた女性は警察へ連絡．長男・次男・長女とともに民間シェルターに保護され，弁護士を通して離婚調停中である．

（清野 仁美）

引用文献

1) スーザン・ブルースター著，平川和子監：DV被害女性を支える　信頼感と自尊心をつなぎとめるために. pp. 32-38, 金剛出版, 2007.
2) Howard LM, et al: Domestic violence and perinatal mental disorders: a systematic review and meta-analysis. PLoS Med, 10: e1001452, 2013.
3) 内閣府男女共同参画局：男女間における暴力に関する調査（平成26年度調査）. Available from: <http://www.gender.go.jp/policy/no_violence/e-vaw/chousa/h26_boryoku_cyousa.html>
4) Gazmararian JA, et al: Prevalence of violence against pregnant women. JAMA, 275: 1915-1920, 1996.
5) Van Parys AS, et al: Prevalence and evolution of intimate partner violence before and during pregnancy: a cross-sectional study. BMC Pregnancy Childbirth, 14: 294, 2014.
6) Kataoka Y, et al: Survey of intimate partner violence before and during pregnancy among Japanese women. Jpn J Nurs Sci, 13: 189-195, 2016.
7) Sarkar NN: The impact of intimate partner violence on women's reproductive health and pregnancy outcome. J Obstet Gynaecol, 28: 266-271, 2008.
8) 聖路加看護大学女性を中心としたケア研究班編：EBMの手法による周産期ドメスティック・バイオレンスの支援ガイドライン. 金原出版, 2004.
9) 中山明子ほか編：お母さんを診よう　プライマリ・ケアのための エビデンスと経験に基づいた女性診療. 南山堂, 2015.
10) Johnson PJ, et al: Abuse history and nonoptimal prenatal weight gain. Public Health Rep, 117: 148-156, 2002.
11) Bundock L, et al: Prevalence and risk of experiences of intimate partner violence among people with eating disorders: a systematic review. J Psychiatr Res, 47: 1134-1142, 2013.
12) Kothari R, et al: Intimate partner violence among women with eating disorders during the perinatal period. Int J Eat Disord, 48: 727-735, 2015.
13) Hall M, et al: Associations between intimate partner violence and termination of pregnancy: a systematic review and meta-analysis. PLoS Med, 11: e1001581, 2014.

14) Alio AP, et al: Spousal violence and potentially preventable single and recurrent spontaneous fetal loss in an African setting: cross-sectional study. Lancet, 373: 318-324, 2009.
15) Silverman JG, et al: Intimate partner violence and unwanted pregnancy, miscarriage, induced abortion, and stillbirth among a national sample of Bangladeshi women. BJOG, 114: 1246-1252, 2007.
16) Gross AE, et al: Models of the help-seeking process. Fisher JD, et el eds, New Directions in Helping, Academic Press, 1983.
17) 内閣府男女共同参画局：配偶者からの暴力被害者支援情報．Available at : <http://www.gender.go.jp/policy/no_violence/e-vaw/shien/index.html>

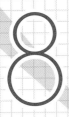

8. 不妊治療中に発症したうつ病

　不妊と不妊治療は医学ばかりではなく，社会的な問題でもある．したがって，不妊と不妊治療に関係して生じる苦痛は多様で広い範囲にわたる．これがストレス因子になって，精神疾患が発病することもある．このような問題に適切に対処することは重要な課題であるが，難しい場合もまれではない．しかも，実証的な研究はまだ少ない．そこで本項では，不妊治療中に生じる精神疾患の典型の一つと思われる症例を提示し，不妊と不妊治療に関係する苦痛，その中でとりわけ強い苦痛になること，どのようなときに精神疾患が生じるか，その場合の精神医学的治療と心理的ケアなどについて検討する．

症例

[年齢] 40代前半

[家族歴] 両親は健在．同胞3人の第1子で，弟と妹がいる（2人とも既婚で，それぞれ1人ずつ子どもがいる）．

[生活歴] 大学を卒業して，ある大企業に勤め，新しいプロジェクトのチームに入った．忙しく，次第に責任も重くなったが，やりがいがあり，頑張って働いた．X－9歳で結婚した．夫も別の会社の会社員で，同様の仕事をしている．結婚後もそれまでと同じ仕事を続けた．夫と2人で生活，家事は分担している．

[病前性格] 責任感が強く，自分の仕事や役割を大事にする．人間関係に配慮し，これまで人間関係のトラブルが起こったことはほとんどない．なお，夫も患者と同じような性格だが，より穏やかで，面倒見がよく，患者の話もよく聞き，きちんと相談ができる．

[既往歴] 大病はしたことがない．

[現病歴]
　X－9歳で結婚したが，なかなか妊娠しなかった．子どもを産み，仕事もしたいと思っていたため，不妊治療を考えるようになった．X－5歳頃から夫と相談し，2人で本を読み，インターネットの情報も調べた．特に治療と仕事の両立が心配だったが，信頼する上司に相談し，仕事を少し減らし，受診日は半日または1日休むと決め，チームの同僚の了解も得た．治療の成功率は低いが，治療しな

> **Key Word**
> **人工授精**
> 精子を子宮内に人工的に注入して授精させる生殖医療技術のこと.

> **Key Word**
> **体外受精**
> 排卵前に卵胞を穿刺して卵子を取り出し,体外で受精させ,その受精卵を子宮内に戻す生殖補助技術のこと.

> **Key Word**
> **異所性妊娠**
> 受精卵が,本来妊娠すべき子宮内膜に着床せずに,卵管や子宮頸管,腹膜,帝王切開瘢痕部等に着床すること.

いで後悔するよりも出来るだけのことをする方が良いとも考えた.このようにして,X-3歳時から,ある不妊治療専門施設で治療を始めた.不妊が夫の精液性状低下(乏精子症)によると分かり,人工授精を行うことになった.X-1歳までの2年間に7回の人工授精を受けたが,妊娠しなかった.

この間,予想していたことだが,治療のたびに期待と落胆を繰り返すことはやはり辛かった.治療を始めてみると,予定と異なる日に受診しなければならないことが頻繁にあり,仕事の日程を調整することが大変だった.会社や同僚に迷惑をかけることも辛かった.仕事が残り,休日に出勤することもあった.患者と夫それぞれの両親には,不妊治療を始めた1年後にこのことを話した.それまでは「早く孫の顔が見たい」と言われることがあり,気持ちの負担になっていた.不妊治療のことを伝えた後は,治療のたびに「今度こそ妊娠するから」と言われるようになり,負担は軽くならなかった.

X-1歳の春,産婦人科医に人工授精を体外受精に変更することを勧められた.このときも夫とよく相談し,体外受精を受けると決めた.同年秋,1回目の体外受精で妊娠した.非常に嬉しく,これまでの我慢や努力が報われたようにも感じた.しかし,まもなく異所性妊娠と分かり,中絶手術を受けた.異所性妊娠が起こり得ることは知っていたが,あまり現実的に考えていなかった.このときの落胆と喪失感はそれまでよりも強く,治療を中止することも考えたが,夫とよく話し合い,気を取り直して治療を続けることにした.

翌年,X歳の5月に2回目の体外授精を受けたが,妊娠しなかった.このときは落胆というよりも,緊張が一気に緩んだように感じた.産婦人科医に次の治療について相談されたが,それを考える気持ちにもなれなかった.仕事は続けたが,約1ヵ月後の6月頃から,何もかも億劫だと感じるようになった.不妊や不妊治療についての悩みというよりも,漠然とした憂うつ感,胸がざわざわするような不安な気持ちも生じた.集中力が低下し,仕事の能率が上がらない.体がだるい.眠りが浅くなり,食欲もなくなって,次第に痩せてきた.

このような状態が続き,強い倦怠感,食欲不振などに関するセカンドオピニオンを求めて,同年7月,夫とともに当院(総合病院の産婦人科)を初診した.診察で,産婦人科医に看護師による相談窓口にも行くように勧められ,相談窓口で看護師と話し合った.看護師がうつ病を疑い,さらにまったく活気がなく,暗く深刻な表情であったため,早期の精神科診察が望ましいと考えて,当科に相談し,その日の夕方時間外に当科の初診が行われた.

精神科初診時も，同様の暗い表情で，うつむきがち，声も小さい．しかし，自分で以上の病歴を述べた．質問に答えて，「これまで頑張って不妊治療を続けてきた．これ以上耐えられないのかもしれない．自分が情けない」「夫も一緒に頑張り協力してくれた．夫に申し訳ない」，さらに「死んだ方が楽だと思う．しかし，皆に迷惑をかけるのでそれは出来ない」とも述べた．

　不妊，不妊治療，異所性妊娠，これらに関係する社会的問題，そして体外受精が成功しなかったことなどがストレス因子になって生じた大うつ病（DSM-IV）と診断した．患者と夫に以上を説明し，いろいろなことがあったが，よく辛抱した，2人で協力したことも良かった，これだけストレスが強ければ，うつ病が起こることは少しも不思議ではないように思うとも話した．

　うつ病の治療（回復の保証，当面は休養中心，いろいろな現実問題の相談，抗うつ薬も使った方が回復が早い，など）について説明し，患者と夫は治療を受けることを決めた．最初の相談として仕事について話し合い，しばらく仕事を休むことになった．抗うつ薬は，選択的セロトニン再取り込み阻害薬（selective serotonin reuptake inhibitors; SSRI）のセルトラリン25mg／日を処方し，作用，副作用が生じたときの対策などを説明した．

　以下は，診察終了後の精神科医，産婦人科医，精神科研修中の初期研修医，産婦人科相談窓口の看護師による小カンファレンスでの会話である．

> **Point 1**
> うつ病の治療は，抗うつ薬の処方と休養の勧めだけではない．いろいろな現実問題，特にストレス因子になっている現実問題とその対策の相談が重要である．

> 抗うつ薬の現在の第一選択薬はSSRIである．わが国では4種類が販売されているが，身体疾患患者では薬物相互作用が少ないエスシタロプラムとセルトラリンが使いやすい．

1　不妊治療とうつ病

 看護師×精神科医×産婦人科医×初期研修医

▶うつ病：現在の精神科の考え方

看護師　急に診察してもらいましたが，良かったでしょうか？

精神科医　かなり症状の強いうつ病だと思います．今日診察したのはとても良かった．この人は実際には自殺しないと思いますが，自殺念慮もある．何よりも苦痛が強いので，早く治療することが大事だと思います．

看護師　よく迷うのですが，この人はうつ病でしょうか？不妊や不妊治療，体外受精がうまくいかなかったことなどを悩んでいる状態とは言えないのでしょうか？

精神科医　考え方の整理ということになりますが，今の精神科が言う「うつ病」は，症状が列記された診断基準があって，それに合致し

> **Point 2**
> これらの現在のうつ病の理解は，非常に重要である．

たというだけの意味です．この方は，DSM-IV（その後改訂されて，現在は DSM-5 になっている）の診断基準を使うと，大うつ病（正確には大うつ病性障害，単一エピソード）ということになります．

注意しなければならないことは，診断基準に原因に関する判断は含まれていないので，この診断だけで原因を考えた治療はできないということです．ですから，診断以外に，可能な状態であれば，重要なストレス因子になっている実際の問題やその対処方法についての相談も行います．身体疾患や薬の副作用が影響を与えていることもあるので，それも考えます．抗うつ薬ですが，抗うつ薬の効果は，このような原因の判断を含まない診断基準によって大うつ病と診断された人を対象にした治験で，ある程度の効果があると確認されています．したがって，抗うつ薬を使っても良いということになります．

▶不妊と不妊治療

精神科医 今日の患者さんは不妊と不妊治療が大きな問題でしたが，これらについて最近はどんなふうに考えられているのでしょうか？

産婦人科医 まず，不妊の定義ですが，避妊を行わず通常の性交渉を行っていても 1 年間妊娠が成立しない場合です[1]．約 10％の夫婦が不妊と言われています[2]．

不妊の原因のうち主なものは，排卵因子（無排卵，稀発排卵など），卵管因子（卵管通過障害など），精液性状低下（軽度〜中等度，高度の場合が無精子症）や性機能障害などの男性不妊因子の 3 つです[1]．不妊治療を受けた人で診断される比率は，排卵障害と卵管性不妊症がそれぞれ約 20％[2]，精液性状低下が約半数[1,2]ですが，原因が確認されないことも多く，全体の約 10％[2]あるいは 1/3[1]などと言われています．

精神科医 不妊治療は進歩しているし，さまざまな方法があると思いますが．

産婦人科医 治療と選択の考え方は，だいたい次のようになります．①排卵障害のときは，クロミフェンや卵胞刺激ホルモン（follicle stim-ulating hormone; FSH）含有薬物による排卵誘発，②卵管性不妊症のときは，卵管通水検査や卵管形成術，それが成功しなかった場合の体外受精・胚移植（In vitro fertilization-embryo transfer; IVF-ET），③精液性状低下のときは，人工授精や体外受精などです．また，④原因が確認されないときは，原則的にタイミング法，人工授精，体外受精の順番で治療が行われます[1,2]．

> 卵管通水検査は治療としても行われる．

生殖補助技術（assisted reproductive technology; ART）という言葉もあります．これは卵子または胚を操作する治療の意味で，体外受精がその代表です[2]．ARTによる出生児数は，2009年の日本の統計で全出生児数の2.5％になります[2]．

初期研修医　今日の患者さんは不妊治療の成功率は低いと言っていましたが，実際にはどうでしょうか？

産婦人科医　不妊治療の効果は年齢に関係しています．ARTによる妊娠率は，女性の年齢が20代後半のときには25％前後ですが，その後次第に低下し，特に42歳以降は10％以下，45歳を越えると5％前後になります[3]．妊娠したときの流産率も，20代後半では10％前後ですが，30代後半から急増し，40代後半では約40％まで上がります[3]．そうすると，生産率も年齢の上昇とともに下がることになります．20代後半では20％前後ですが，40歳を越えると10％以下，42歳以上では5％以下になってしまいます[3]．
日本は晩婚化が進んでいます[4]．2014年度の初婚年齢の平均値は，男性31.1歳，女性29.4歳です[4]．出産年齢も上がり，第1子が生まれたときの父母の年齢の平均値は，父32.6歳，母30.6歳です[4]．妊娠を望む女性の年齢が35歳以上の場合に不妊治療では「高齢不妊」と呼びますが[5]，日本のARTでは胚移植回数全体における高齢不妊症患者の比率は74％に達します[3]．

▶不妊と不妊治療に関係する苦痛

初期研修医　陪席していて，この患者さんは不妊と不妊治療，これに関係するいろいろな苦痛が強いストレス因子になってうつ病が生じたという流れがよく分かったように思います．不妊治療を受けるほかの人の苦痛も，こんなに強いのでしょうか？

精神科医　それは一般的な知識の話になりますが，その前に精神医学全体に共通の重要な前提があります．同じ出来事があっても，感じる苦痛はその人ごとに違うということです．一人ひとりの患者さんとよく話し合い，その人の苦痛をできるだけ具体的に理解することが，診断でも治療でも最も大事だと思います．これが重要な前提ですが，あらかじめある程度一般的な心理を知っていることも役に立ちます．このような知識があれば，個々の患者さんの話を理解しやすくなり，話し合いの幅も拡がります．
そこで，不妊と不妊治療に関係する苦痛の一般的な心理ですが，このような研究，特に精密な方法による研究はさほど多くありません．また，不妊と不妊治療に関係する苦痛は国や地域の社会的・文化的背景にも関係しています．そう考えると，特に日

本の研究が重要になります．日本では，不妊治療を行っている総合病院産婦人科や不妊治療専門施設の産婦人科医，心理士による主に記述的な研究があります．このような研究やその総説[5-9]に基づいて，不妊と不妊治療に関係する苦痛を列記した表（MEMO 4）を作ってみたので，見てください．

あらためて，いろいろな問題のあることが分かります．不妊はその人の生き方や生活設計に大きな影響を与え，夫婦，さらに家族全体の問題になる（MEMO 4 の 1〜4，以下同）．周囲の人々の言動が，悪意のないものであったとしても，苦痛を強める（5，25）．不妊や不妊治療についてネガティブな先入観を持つ人もいる（6，26）．不妊治療そのものもさまざまな苦痛の原因になる（11〜18）．不妊治療に伴う社会的・経済的な問題もある（19，20）．また，妊娠したとしても，その後の流産，胎

MEMO 4　不妊と不妊治療に関係して生じる苦痛

不妊そのものに関係する苦痛
1. 不妊を知ったときのときの驚き，喪失感，自信の低下
2. これからの生き方，生活設計に関する迷い，悩み．自己同一性の動揺
3. 不妊によって顕在化する，または新たに生じる夫婦関係問題の苦痛
4. 不妊によって顕在化する，または新たに生じるその他の家族関係問題の苦痛
5. 周囲の人々の言動による不妊の苦痛の増大
6. 不妊に対する社会的スティグマによる苦痛
7. 不妊，不育の原因となる重症身体疾患が発見された場合，この疾患に関する苦痛[*]
8. もっと若いときに妊娠しなかったことの後悔，自責
9. 加齢による卵巣機能低下を知らなかったことの後悔，自責
10. もっと若いときの妊娠を許さなかった周囲の事情に対する怒り

不妊治療に関係する苦痛
11. 不妊治療が必要だという現実に直面したときの苦痛
12. 不妊治療に関する漠然とした不安
13. 不妊の治療選択に関する迷い，悩み．施設により治療方針が違った場合の迷い，悩みの増大
14. 不妊治療の成功率が低いことに関する苦痛．期待と落胆を繰り返すことの苦痛
15. 不妊検査や不妊治療そのものに関係する苦痛
16. 不妊治療による卵巣過剰刺激症候群，およびその他の未知のリスクに関する心配，不安
17. 胚の長期培養などの子供への悪影響に対する心配．子どもへの未知のリスクに関する不安

18. 不妊治療の際に求められる食事療法などの苦痛
19. 不妊治療による経済的負担
20. 不妊治療により生活時間が制約されることの苦痛
21. 医療者の言動による苦痛[*]
22. 治療場面で大勢の通常の妊婦に出会うことによる不妊の苦痛の増大[*]
23. 不妊検査や不妊治療により失われていく通常の性交渉に関する苦痛
24. 不妊治療中に顕在化する，または新たに生じる夫婦関係問題の苦痛
25. 周囲の人々の言動による不妊治療の苦痛の増大
26. 不妊治療に対する社会的スティグマによる苦痛[*]

不妊治療の終結に関係する苦痛，終結後の苦痛
27. 不妊治療をいつまで続けるか，いつ中止するかという決断に関係する迷い，悩み
28. 妊娠しないまま不妊治療を中止すると決めたときの落胆，敗北感
29. 妊娠しないまま不妊治療を中止すると決めたときの，不妊そのものに関する苦痛の再体験，増大
30. 妊娠成立後の流産に対する心配
31. 妊娠成立後の胎児の異常に関する心配，不安
32. 妊娠成立後の妊娠合併症に関する心配，不安
33. 妊娠成立後の出産に関する心配，不安
34. 出産後の育児，親の身体的問題，経済的問題，長期的養育責任などに関する心配，不安
35. 出産後の子供の健康に対する強い心配[*]

＊：著者追記事項

（文献 5-9 より著者作成）

児の異常，妊娠合併症，出産などについて強い心配や不安を感じる人（30〜33），さらに出産後も子供の健康に対する強い心配を持つ人がいる（35），などとなるでしょうか．

 MEMO 4 に医療者の言動による苦痛（21）もありますが，実際にはどのようなことでしょうか？

患者さんが言うことは，相性が悪いなどということではなくて，「治療が成功しなかったときに，その場で次はいつにするかと聞かれたが，急に気持ちを切り替えることが出来なかった」「医師は予定以外の日の通院を当然のことのように指示するが，急に言われても困る．こちらの生活のことなど考えていないのだろう」などです．忘れられないのは，「妊娠しなかったときに，医師が子どものいない人生にも意味や楽しみがあるというような話をした．そんなことは考えた上で治療を始めた．余計なお世話で，この人に何が分かると思ってとても腹が立った」という発言です．

産婦人科医：なるほど．医療者のパターナリズムは根深い，ということですか．

精神科医：そうですね．実際に役立つように言い方を変えると，医療者は「指導・教育」が好きで，指導・教育しすぎるということだろうと思います．この対策は「共同決定（shared decision-making）」の重視ですが，これも「私たちの仕事は適切な情報提供とその後の話し合いで，これが患者さんの自己決定に役立ったとしたら，とても良かったと考える」くらいの言い方が良いように思います．

> **Key Word**
> 共同決定（shared decision-making）
> 特に患者の生活や考え方に関わる問題のときに，医療者と患者が相談しながら対策などを決めていくこと．

看護師：私たちは総合病院で働いています．このような治療関係の問題は，総合病院でも不妊治療専門施設でも同じと考えて良いでしょうか？

精神科医：それについては，東京都の不妊と不妊治療の電話相談で，病院や施設に対する不満が相談全体の11％で，治療に関する迷い（24％），不妊に関する不安（14％）に次いで多かったという論文[10]があります．おそらく，どの病院・施設でも同じだと思います．

初期研修医：MEMO 4 にある苦痛を感じることについて，女性と男性の差はあるのでしょうか？

精神科医：多くは男女共通です．以下は私の印象ですが，男性では不妊の原因が自分にあると分かったときの罪責感や屈辱感（1）を述べる人が多いように思います．そのほかに，検査のために精液を採取すること，それを病院に持っていくことについて恥ずかしい，屈辱感が強い（15）と言う人，性交渉が義務になってしまうこと，妻が性交渉を当然のように要求することが辛い（23）と言う人もいます．

今日の患者さんの場合も夫の乏精子症ですが，これが分かったときに，夫は患者に「可能性があることは分かっていたが，とても驚いた」「自分のせいで迷惑をかける」「情けない」と言って謝ったそうです．なお，このような気持ちもあって，夫は一緒に頑張り協力しているのだろうと思いますが，今日はそれを聞き忘れたので，本当のところは分かりません．

> **Point 3**
> 患者や家族の心理を推測して分かった気にならないようにすることは，重要な注意点である．

▶なぜ辛抱できるのか：自己決定と苦痛に対する自力対処

看護師：今日の患者さんに戻りますが，とてもよく頑張り，辛抱してきたと思います．この気持ちを支援することが大事だと思います．

初期研修医：私もとてもよく我慢しているなと思いました．どんなふうにして辛抱しているのでしょうか．

精神科医 なぜ辛抱できるのかですが,最も重要な理由は,不妊治療を受けることを家族と相談しながら自分で決めた,あるいは夫と2人で決めたということだろうと思います.不妊治療を受けている患者さんの多くは,不妊と不妊治療についてよく考え,自分の考えを持っています.そして,さまざまな苦痛を述べたとしても,何らかの方法でこれらに対処しようとしています.

例えば,患者さんは次のように述べます.「子供のいない生活については長い間考えた.夫と2人の生活をどうするかも考えた」「治療の成功率は低いが,治療しないで後悔するよりもできるだけのことをする方が良い」「自分が決めたことだから,多少のことは我慢できる」などです.もっと具体的なことについても,今日の患者さんはあらかじめ仕事の調整をしました.治療費について,「お金が続く限り治療を続ける.そのために貯金したので,それがなくなるまで治療を続ける」と言う人もいます.

つまり,自己決定が重要で,これによって苦痛に対する自力対処の能力が高まる,あるいは具体的な工夫が生まれると言って良いと思います.医療者はこれを知り,尊重しなければなりません.また,このような態度であれば,患者さんといろいろなことを話し合うことができます.このような話し合いで相互理解が進めば,協力的な治療関係も生まれます.これらは他の病気でも同じですが,自己決定が重要な不妊治療では特に大きな意味を持っています.不妊治療中の患者さんの心理的ケアで最も重要なことの一つだと思います.

> **Point 4**
> 自己決定や共同決定の尊重とこれらを促すためのケア,および話し合いによる相互理解とそれに基づく協力的な治療関係の形成は,身体疾患患者の心理的ケアで最も重要なことである.

産婦人科医 そうなのですね.治療についてもよく知っている人が多いですよね.

精神科医 自己決定のためには知識が必要です.患者さんの多くは,時間をかけて本を読み,インターネットの情報を調べています.治療を始めた後であれば,病院や施設で詳しい説明が行われることも役に立つと思います.

看護師 話が少しずれるかもしれませんが,夫の支援も重要ですよね.

精神科医 私もそう思います.これも支え合うなどの抽象的なことではなくて,2人でいろいろなことを学び,2人で決めたということが,その後のためにも重要なのだろうと思います.

▶辛抱しているが特に辛いこと:予想外の出来事

看護師 今日の患者さんは「辛抱しているが,治療のたびに期待と落胆を繰り返すことは辛かった」と言っています.患者さんが特に

辛いということは大事だと思います．

|精神科医| 多くの患者さんが，期待と落胆を繰り返すことは分かっているが，それでも辛いと言います．

そのほかに，患者さんが述べる辛いこと，困ることですが，その多くは予想外の出来事です．予想していなかったことが起こった，予想よりも実情がずっと厳しかった，知ってはいたがあまり現実的に考えていなかった，などです．患者さんがあらかじめ勉強したこと，それに基づく自己決定と苦痛に対する自力対処の範囲を超える出来事が起こったときということになります．

今日の患者さんでは，異所性妊娠がこれに当たります．生まれた子どもに奇形があったとき，「妊娠中に聞いていて，それでも良いと思っていた．実際は，思っていたよりもずっと大変だった．現実的なこととして考えていなかったのかもしれない」などと言う人もいます．これらに比べれば深刻ではないのかもしれませんが，患者さんが予想していなかった困ることとしてよく言うことは，「治療で時間をとられることは分かっていたが，待ち時間が長く，その日1日何も出来ないことは予想していなかった」「予定通りのスケジュールで治療が進まず，予定以外の日に通院しなければならないことも困る」などです．

▶強い精神症状が生じるとき：ストレス因子の重複

|初期研修医| そうすると，今日の患者さんもそうでしたが，予想外の深刻な出来事があると，それが直接のストレス因子になって，強い精神症状が起こるということになるでしょうか？

|精神科医| そう思います．強い精神症状が起こって患者さんが精神科に紹介されるのは，不妊と不妊治療に関係する予想外の深刻な出来事，またはこれとは別の大きな出来事が起こって，ストレス因子が重複する形になったときだと思います．このときには，それまでの自力対処が崩れて，強い精神症状が生じます．同時に，それまで辛抱してきた不妊と不妊治療に関する苦痛が強まることもしばしば見られます．そのほかに，もともと心理的成長の問題などがある人もいますが，不妊治療中の患者さんでは少ないと思います．

> **経過**
>
> 精神科初診後，はじめの1ヵ月は週に1回通院した．夫も同席することが多かった．第1回再診のときに症状はかなり回復していた．これまでのことを話し，さしあたり休むと決めてずいぶん気が楽になったという．易疲労，意欲低下が残っていたので，セルトラリンを75mg／日まで漸増した．このようにして，初診の1ヵ月後には，抑うつ症状はほぼ消失した．
>
> その後は，復職についての相談をしている．不妊治療については，「しばらく休もうと思う．ここまでやったので，終わりにしても良いかなとも思う．私は仕事も大事にしたい．今度のことで夫を信頼する気持ちはさらに強くなったし，共通の楽しみも多い．ずっと先のことは分からないが，夫と2人の生活も充実している」「不妊治療を再開して，うつ病が悪くなることも心配．うつ病はとても苦しかった」と述べている．
>
> 以下は，精神科初診から2ヵ月後の，同じメンバーによる小カンファレンスでの会話である．

2 不妊治療の終結と精神症状

 看護師×精神科医×産婦人科医×初期研修医

▶不妊治療の終結

看護師 妊娠しないまま不妊治療をやめることは大変な決断だし，ずいぶん落胆すると思うのですが，この患者さんはそうではないのでしょうか？

精神科医 この患者さんは，まだはっきりと決めているわけではありません．私の知っている範囲ですが，妊娠しないまま不妊治療を中止した後で強い精神症状が起こる人はまれです．これも，あらかじめその可能性を考え，気持ちの準備をしていたためだろうと思います．

これについては，ARTを中止したときの抑うつ気分を治療前と比較した研究[11]があります．自記式質問紙による調査です．質問紙の合計スコアは治療中止後有意に上昇していますが，合計スコアがうつ病スクリーニングの閾値を超えた患者（強い抑うつ症状と判定された患者）の比率は，前後とも8%です．研究が少ないので何とも言えませんが，抑うつ症状が著しく悪化すると決めることは出来ないと思います．

▶不妊, 不妊治療と精神症状, 精神疾患の関係

産婦人科医 この患者さんが心配していたことですが, 不妊治療でうつ病が再発することは多いのでしょうか？

精神科医 実は, 精神科で通常の診察をしているうつ病や不安障害の患者さんが症状回復のあとで不妊治療を始めることは珍しくありません. この人たちを見ていると, よほどのことがない限り, 精神疾患が再発, 再燃することはないように思います. 系統的レビュー[12]には, 研究が少なく結論を述べることはできないと記載されています.

初期研修医 勉強のために聞きたいのですが, 不妊, 不妊治療と精神疾患の関係についてはどんな研究がありますか？

精神科医 大多数は, 抑うつ症状と不安について自記式質問紙を用いて調査したものです. しかし, 研究対象や方法の相違が大きく, 系統的レビュー[13]では症状の頻度や症状に関係する因子などについて明確なことは言えないと記載されています.

質問紙による研究は日本でも行われています[14-16]. 大学病院の不妊治療外来を受診した患者を対象にした調査です. 質問紙の合計スコアから強い抑うつ症状があると判定された人は全体の39％という結果です[14]. 質問紙はうつ病のスクリーニングのために用いるものなので, この結果はうつ病の有病率とは違います.

質問紙による調査よりも, 精神疾患の有病率調査の方が重要です. 意外に感じますが, 精密な方法による有病率調査は海外を含めてもほとんどありません. 検索した限りでは, 台湾の大学病院のART専門外来を受診した女性患者を対象にした研究[17]と, 不妊治療を行うサンフランシスコの5つの医療機関で行われた研究[18]があります. これらによると, DSM-IVの大うつ病の有病率は17％[17]または39％[18], 気分変調性障害は10％[17], 全般性不安障害は23％[17]と報告されています. 治療を受けている女性患者のパートナーの大うつ病の有病率は15％[18]です. 以上2つの研究から, 大うつ病と全般性不安障害の有病率は一般人口よりも高く, 特に女性患者で高いのかもしれません. もちろん, 明確な結論ではありません.

> **MEMO 5** 不妊治療における心理的ケアの学会
>
> 代表的な学会は日本不妊カウンセリング学会である．この学会が認定する資格が不妊カウンセラーである．さまざまな職種の人が参加している．
>
> これとは別に，日本生殖医療心理カウンセリング学会もある．この学会が認定する資格は生殖心理カウンセラーである．この学会には主に心理士が参加している．
>
> （文献6より引用）

▶不妊治療のときの心理的ケア

[看護師] これまでの話を踏まえて，不妊治療を受けている患者さんの心理的ケアのポイントをまとめるとどのようになりますか？

[精神科医] 不妊カウンセリング学会は，患者の苦痛をそのまま理解すること，正しい情報提供とその後の話し合い，患者の自己決定の重視などが重要だと言っています（MEMO 5）[6]．私も同じように思います．これを当たり前のことだと思ったり，いつも行っていると思ったりする医療者がいるかもしれません．これは思い違いだと思います．不妊と不妊治療に限らず，多くの重症身体疾患のときも同じですが，臨床の現場でどのようにすれば良いのかは大変難しい問題です．実際に，前回話題になったように，医療者が指図的になりすぎたり，不必要なことを話したりすることも，不妊治療に限らず，多くの医療場面でしばしば生じています．このような心理的ケアの具体的な方法ですが，今日はもう時間がありません．文献[19]を持って来たので，よければ後で読んでみてください．

（堀川 直史）

引用文献

1) 日本生殖医学会：不妊症 Q&A. Available at: <http://www.jsrm.or.jp/public/>
2) 高桑好一：よくわかる不妊治療．泌尿器外科, 27: 733-734, 2014.
3) 日本産科婦人科学会：ART データブック. Available from: <http://plaza.umin.ac.jp/~jsog-art/data.htm>
4) 厚生労働省：平成26年（2014）人口動態統計（確定数）の概況 Available from: <http://www.mhlw.go.jp/toukei/saikin/hw/jinkou/kakutei14/index.html>
5) 片桐由起子ほか：高齢不妊女性へのカウンセリング．産科と婦人科, 80: 1480-1483, 2013.
6) 大橋一友：不妊カウンセリングの重要性．産科と婦人科, 80: 1427-1431, 2013.
7) 蔵本武志ほか：ART におけるカウンセリング．産科と婦人科, 80: 1433-1438, 2013.
8) 福田愛作ほか：長期不妊治療におけるカウンセリング．産科と婦人科, 80：1473-

1479, 2013.
9) 宇津宮隆史ほか：不妊治療終結におけるカウンセリング. 産科と婦人科, 80: 1497-1503, 2013.
10) 北村邦夫：「女性の性」と生殖. 産婦人科治療, 102: 459-465, 2011.
11) Lok IH, et al: Psychiatric morbidity amongst infertile Chinese women undergoing treatment with assisted reproductive technology and the impact of treatment failure. Gynecol Obstet Invest, 53: 195-199, 2002.
12) Freeman MP, et al: Assisted reproduction and risk of depressive relapse: considerations for treatment. Ann Clin Psychiatry, 25: 283-288, 2013.
13) Williams KE, et al: Mood disorders and fertility in women: a critical review of the literature and implications for future research. Hum Reprod Update, 13: 607-616, 2007.
14) Matsubayashi H, et al: Emotional distress of infertile women in Japan. Hum Reprod, 16: 966-969, 2001.
15) Matsubayashi H, et al: Increased depression and anxiety in infertile Japanese women resulting from lack of husband's support and feelings of stress. Gen Hosp Psychiatry, 26: 398-404, 2004.
16) Ogawa M, et al: Evaluation of factors associated with the anxiety and depression of female infertility patients. Biopsychosoc Med, 5: 15, 2011.
17) Chen TH, et al: Prevalence of depressive and anxiety disorders in an assisted reproductive technique clinic. Hum Reprod, 19: 2313-2318, 2004.
18) Holley SR, et al: Prevalence and predictors of major depressive disorder for fertility treatment patients and their partners. Fertil Steril, 103: 1332-1339, 2015.
19) 堀川直史：コンサルテーション・リエゾン精神医学における精神療法. 精神療法, 増刊第2号：161-165, 2015.

第3章

事例で読み解く
周産期メンタルヘルス
＜産後編＞

緊急入院を要する産褥精神病

　産褥期には抑うつや不安などの精神症状が出現しやすいが，まれに興奮，妄想などの著しい精神症状を伴うこともある．産褥精神病として以前より知られているものの，診断，治療については近年になり少しずつ知見が得られつつある段階である．本項では，産褥精神病の診断と対応，家族支援について，助産師，保健師，小児科医などの多職種の医療保健関係者と精神科医のクロストークを交えながら，精神科診断，対応，薬物療法を含むケアについて解説する．

症例

年齢 30代前半

既往歴 0経妊0経産．精神科既往含め，特記すべき事項なし．

生活歴 大学卒業後，事務職として就労．X-3歳で結婚，夫と2人暮らし．

家族歴 特記事項なし

病前性格 やや神経質

現病歴
　X-1年6月に妊娠（双胎）が分かり，9月末に退職．12月より自宅から数十分のところにある実家の母が泊まりこみ，家事などを手伝っていた．X年1月中旬，妊娠39週で正常分娩．母子ともに順調な経過だった．授乳していたため夜間の睡眠はやや短かったが，日中に休息をとるなどできていた．しかし，出産後3日目より授乳中以外も睡眠が浅くなり，「自分の子はきちんと母乳を飲めているだろうか」など，育児に対しての不安を強く感じるようになった．

　産後5日目に退院．自宅に戻り，引き続き母が面倒をみていたが，その後も不眠，不安が強まり，落ち着きなく歩き回ることも増えた．産後20日を過ぎ，週末は夫も一緒に過ごしてなだめていたが，抑うつ的で「もう死んでしまいたい」と話し，自宅を飛び出し家族が連れ戻すこともたびたびあった．食事や睡眠もほとんどとれていなかった．

　週明けの産後23日目に，夫と両親に連れられ直接来院し，産科外来の助産師が対応し面談した．助産師から連絡を受け，同日周産

期メンタルヘルス外来を受診した．診察中はうつむいたまま活気なく座っており，簡単な質問には答えられるものの「もうだめなんです」「子どもが大変なことになる」「私がいると子どもに迷惑がかかるから死んでしまいたい」などと悲観的な内容を繰り返すのみで，医師の質問に集中して答えられない様子だった．

診察医（精神保健指定医）から本人と両親に対して，産褥精神病の可能性が高いこと，入院治療が必要であること，その際には本人は現実検討能力が損なわれており家族の法的な同意を要することを説明し，同日夫の同意により精神科病棟に医療保護入院となった．薬物療法の効果とリスク，授乳への影響についても説明した．

> **Key Word**
> 精神保健指定医
> 国が指定した精神科医で，患者の病状が悪く入院の判断を自身で行える状態にないとき，医療保護入院の判断などを行うことができる．

1 産褥精神病への対応

精神科医×助産師（産科外来）

精神科医　産科外来でのこれまでの様子はいかがでしたか？

助産師　妊婦健診からずっと経過をみてきましたが，落ち着いていて普通の方という印象しかありませんでした．ときどき旦那さんや親御さんもいらしてましたが，家族仲も良さそうでした．精神科や心療内科受診歴もないと聞いていましたし．双生児だったので，育児の疲れが強く出たのでしょうか？

精神科医　そうでしたか，予想しない急な悪化だったんですね．この方は産褥精神病という病気だと思います．産褥期の0.1〜0.2％に生じるとされ[1]，比較的まれな状態です．3人に2人は過去に精神症状の既往がないとの報告[2]があり，育児環境との関連も特に言われておらず，この方のように事前に予測できないことは珍しくありません．

助産師　こういった，ごく普通の方でもなり得るわけですね．悪化する前に注意すべき点はありますか？

> **Point 1**
> 精神疾患は必ずしも元来の能力や性格とは関連しない．また，一時的に重い精神症状が出現しても，障害を残さず回復することもしばしばある．

精神科医　通常，産後1ヵ月の間に発症しますが，不眠や気分の変動，それと自分の子どもに対して過度に不安になるなどの初期症状が，産後3日の間に約半数の方に出現しているという報告[3]もありますので，入院中に精神症状が急速に悪化するケースは要注意と言えます．

助産師　産後の入院中にそういった症状がみられる方には，何かあればご相談いただくように声掛けしていきます．ところで，他の精神疾患との違いはどのように見分ければよいのでしょうか？

精神科医　産後に生じる精神障害はマタニティブルーズ，産後うつ病

(→ p. 155）が主なものです．一方，産褥精神病は精神医学的には「精神病」状態と言われる，自身でコントロールできないほどの精神症状が出現することが特徴です．具体的には，気分が高揚して落ち着かずに行動し続ける躁状態，あるいは著しく悲観的になるうつ状態が，たびたび妄想や興奮を伴って出現してきます．この方は「自分のせいで子どもが大変なことになる」という妄想，すなわち「罪業妄想」をもっており，それもあって非常に落ち着かない様子でした．

助産師 妄想というと，誰かに狙われる，というものをよく聞きますが．あと，いない人の声が聞こえるとか．

精神科医 「見張られている，嫌われている，狙われている」とか，そういった妄想と，それを裏付ける幻聴は統合失調症の特徴ですね．それ以外にも，妄想は躁やうつの著しい症状として出現することも多くて，躁状態のときは「自分は何でもできるから，皆が自分を尊敬している．自分はあの有名な人と特別な関係だ」というような誇大的な妄想であったり，うつ状態のときはこの方のように「自分のせいで子どもが死ぬ」などの自分を責めるような妄想をもちやすいです．

産褥精神病では躁・うつに伴う妄想，それらと関係ない妄想，いずれのタイプも出現することがあります．ともあれ，あり得ないことを信じている様子があれば，まずは精神科医にご相談いただければと思います．

助産師 分かりました．対応で気を付けるべきことはありますか？

精神科医 妄想そのものや，妄想のために周囲の方との考えの相違が出現することで，非常に不安になりやすいと言えます．ですので，ご本人の考えを頭ごなしに否定するのでなく，気持ちに寄り添っていただきたいと思います．しかし，残念ながら会話のみではご本人の妄想を改善させることは困難なので，速やかに治療につなげる必要があります．

助産師 ご本人との面談で，いくらお話ししていても，ご本人が安心される様子がなかったのですが，それが病状ということなんですね．

精神科医 そうなんです．お話ししても修正がきかない思い込みが妄想であり，妄想から抜け出せない状態が精神病の特徴です．

助産師 今回はすぐに診察していただき，大変助かりました．ところで，ご本人は「死んでしまいたい」ともおっしゃっていましたが，そういった危険もあり得るのでしょうか？

精神科医 現状では子育ては困難でありお子さんのことも心配ですが，妄想もあり著しく悲観的になり，時にはお子さんを含めて不幸な

転帰をとることもなくはありません[4-6]．診察した印象としてはそこまで切迫してはいないようでしたが，ご本人とお子さんを確実に保護するためにも，即日入院していただくこととしました．

　緊急性の高い状態なんですね．

　なお，こういった場合，ご本人の意思で入院することはできないことが多いです．その場合，ご家族の法的同意による医療保護入院をとります．以前は，配偶者がいればその同意でなければ入院できませんでしたが，2014年より両親や兄弟でも同意者となれるようになりました．緊急性の高い場面でもご本人の安全を図りやすくなったと言えます．また，夜間休日は通常の精神科では対応できないことも多いので，精神科救急情報センターが各都道府県に整備されています（MEMO 1）．

MEMO 1　精神科入院の形態と精神科救急

入院形態

・任意入院
　自分の意思で入院する形態．通常はこの形態となる．

・医療保護入院
　精神障害があり，医療および保護のため入院が必要だが，任意入院が行われる状態にないと判定された場合の形態．精神保健指定医の診察の判定に加え，家族（配偶者，親権を行う者，扶養義務者，後見人または保佐人）の同意が必要となる．

・措置入院
　精神障害による自傷他害のおそれがあり，医療および保護のために入院が必要な場合に，都道府県知事の指示により入院となる形態．警察官に保護された後，その通報により診察，入院となることが多い．入院の必要性については精神保健指定医2名の合意により決定される．

精神科救急

　緊急性の高い患者の受け入れのため，夜間や休日に精神科救急受診を案内する精神科救急情報センターが各都道府県で整備されている．

とはいえ，ご本人の安全を図るためには，ご家族の同意と，病状によっては閉鎖病棟や保護室など，安全を確保できる精神科病棟の治療体制が必要になってきます（MEMO 2）．

また，精神科治療に強い不安をお持ちの方もいらっしゃるので，精神科診察を勧めていただく際には，その点もご配慮いただきつつご説明いただけると助かります．

MEMO 2 精神科病棟における安全確保

病棟のつくり

・開放病棟
　夜間を除き出入りが自由な構造になっている病棟．
・閉鎖病棟
　出入り口が施錠されており，外出にスタッフの確認を要する病棟．離院や危険行為のリスクが高い患者が入ることが多い．

安全確保のための特殊な方法

・隔離
　自身のみで室外に出られない構造をもっている個室での管理．危険物の持ち込みも制限ができる．
・拘束
　専用の器具を用いて，胴や上下肢の行動を制限する管理．危険性が非常に切迫している間に，一時的に行われることがある．

経過

当院閉鎖病棟へ入院となった．本人は入院に抵抗する様子はあったものの，入院後は少し落ち着き，自室で臥床がちに過ごしており，隔離や身体拘束などは要しなかった．入院時の検査では特記すべき問題はなかった．糖尿病がないことを確認してから，オランザピン5mg／日（就寝前）を開始した．

家族は急な出来事で動揺しており，本人が療養している間の育児についての心配も強かったため，在宅支援について市町村保健師に支援を依頼したところ，保健師による家庭訪問が実施された．

> **オランザピンと糖尿病**
> 処方の際には，必ず既往歴を確認する．オランザピンは糖尿病患者では禁忌となっている．

2 保健師と連携した地域支援

　　　精神科医×市町村保健師

～電話にて～

精神科医：このたびは家庭訪問いただきありがとうございます．ご家族の様子はいかがだったでしょうか？

保健師：だいぶ落ち着いていらっしゃるようでした．本人のご両親に加えて，旦那さんのご両親も交替でいらして子育てされています．旦那さんの職場の理解もあって，今回の訪問もお休みされて同席していただいています．

精神科医：安心しました．比較的近くにご家族の皆さんがいらっしゃって良かったです．

保健師：ところでご本人ですが，今後の子育ては難しいでしょうか？

精神科医：産褥精神病は幸いにも予後は非常に良く，適切な治療をすればほとんどの方が寛解に至り，症状を残さないと言われています．元来精神的な問題はなかった方ですので，退院後は普通の子育てができる可能性は高いと考えています．

ただ，改善するまでの期間は個人差が大きくて，1ヵ月前後で良くなる方も多いですが，最初の治療で改善せず，数ヵ月かかる場合もあります．

保健師：分かりました．まだしばらくは大丈夫そうですが，お子さんが2人いらっしゃることもあるので，療養が長期となった場合に備えて，子育て支援センターや産前・産後支援ヘルパー，保育園の利用についての情報提供も行っていきます．

精神科医：大変助かります．

保健師：それと，ご家族が，「主治医の先生に聞けなかったけれども，自分たちの対応や，遺伝の問題があったのではないか」と心配されていました．

精神科医：十分に説明できていなかったようで，ご迷惑をおかけしました．現在のところ，産褥精神病を生じやすいような関わりや遺伝的要因はほとんど認められていません．双極性障害の家族歴との関連は言われていますが[1]，ご両親も精神障害はないと伺っていますので，心配されることはないと言って良いでしょう．

保健師：ご家族も安心されると思います．

3 産後の薬物療法の説明と処方薬の決定

経過

オランザピン開始後1週間が経過し，睡眠や食欲は改善し，妄想は消失するなど改善傾向にあったものの，「何もしたくない」「とても育児はできそうにない」「こんなに迷惑をかけて生きていていいのだろうかと思う」と意欲低下，自責感などの抑うつ症状は強く持続していた．

寛解に至らない場合の今後の変薬について，産後1ヵ月健診に合わせて小児科医と相談することとした．

精神科医×小児科医

精神科医：お世話になっております．1ヵ月健診でのお子さんの様子はいかがだったでしょうか？

小児科医：お二人とも特に問題はありませんでした．ご家族も落ち着いていて，むしろ本人の方が心配，とおっしゃっていました．ところで，産褥精神病に対しては，どういった治療が行われるのでしょうか？

精神科医：現在はまだ治療法は確立していませんが，双極性障害や精神病状態への治療に準じて，抗精神病薬や電気けいれん療法，気分安定薬などを使用します．効果発現の速さに加え，副作用の少ない第二世代抗精神病薬であるオランザピンから治療を開始しました．

小児科医：オランザピンは私も経験があります．相対乳児摂取量（relative infant dose；RID）は数％[7]で，私の症例でも母乳栄養でも大きな問題はありませんでした．ただ，抗精神病薬は統合失調症の治療薬と聞いていましたが，双極性障害にも使用されるのですか？

精神科医：近年は，炭酸リチウムやバルプロ酸ナトリウムなどの古典的な気分安定薬のほか，第二世代（非定型）抗精神病薬の双極性障害に対するデータが蓄積され，第一選択薬の一つとなっています．そのため，産褥精神病にも使用されることがあります．

ハロペリドールなど，古いタイプの抗精神病薬，いわゆる第一世代（定型）抗精神病薬も産褥精神病によく用いますが，双極性障害の抑うつ状態への効果が乏しいと言われています．この方は抑うつが強い印象があるため，その効果をより期待できる

Key Word
RID
→p.71参照

薬剤から選びました．

小児科医 なるほど．ちなみに，オランザピンの効果が乏しい場合はどうされる予定ですか？

精神科医 最近になり，炭酸リチウムの効果が高いというデータが出ています[8]．オランザピンが無効であれば，変薬を考えています．さらに悪化するなどして緊急性が高くなった場合は，電気けいれん療法も念頭に置いています（MEMO 3）．

ところで，産褥精神病に使用できる薬剤はほとんど日本では添付文書上は授乳禁止となっています．まずは本人の治療を優先せざるを得ないと思いますが，症状が完全に良くなれば，睡眠や疲労を慎重にみながら通常の育児や授乳を再開いただこうと思っていましたが，退院後の授乳については，薬剤の影響はどのように考えれば良いでしょうか？

小児科医 児への影響について具体的な報告がないにも関わらず，添付文書で授乳を禁止している薬剤が多いのが現状です．母乳栄養のメリットも大きいので，処方を受けているからといって一律に中止する必要はないと思います．

ただ，炭酸リチウムのRIDは12～30％とやや高く，授乳を受けた児のリチウム中毒の報告もあるそうです[9]．もし使用せざるを得ない場合は，お子さんの血中濃度測定も考えたいと思います（MEMO 4）．維持治療としては，いつごろまで処方を続けるのでしょうか？

精神科医 まだはっきりしたデータはありませんが，産褥精神病の方は周産期以外の再発がみられないケースも少なくないため，半年～1年ほどで維持治療をいったん打ち切る予定です．病状が再現

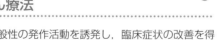

MEMO 3 電気けいれん療法

電気的刺激によって，脳に全般性の発作活動を誘発し，臨床症状の改善を得る治療法．心身の苦痛を緩和できるよう，手術室で静脈麻酔薬と筋弛緩薬を使用して行うのが一般的である．

主に気分障害（うつ病，双極性障害）の治療として用いられる．また，そのほかに統合失調症などでも行うことがある．有効性が高く効果発現が早いため，緊急性の高い患者では第一選択となることがある．ただし，効果の持続期間は短いので，病態によっては薬物療法などの維持治療を要する．なお，重篤な合併症は数万回に1回とされており，安全性は高い．

産褥精神病でも有効との報告が複数みられる．効果発現の早さから，希死念慮が強いなど緊急性の高い患者では第一選択となることもある．

すれば，双極性感情障害として，継続的な治療を行うこととなります．

次回の妊娠の際には，周産期の再発率は50％前後というデータもあるので，予防的な薬物治療を勧めることになるかもしれません．

MEMO 4　リチウム中毒[10]

リチウムが過剰に体内に貯留した結果，初期症状として食欲低下，下痢などの消化器症状が，続いて振戦，傾眠，運動失調などの運動機能症状，さらに急性腎不全から全身けいれん，ミオクローヌスなどを生じる．小脳失調などの後遺障害を残すこともある．アンジオテンシン変換酵素阻害薬（ACE阻害薬），非ステロイド性抗炎症薬（NSAIDs）などとの併用がリチウム血中濃度を上昇させ，中毒の一因となることがある．

予防のために，定期的に血中濃度を測定することが必要である．なお，中毒が出現した場合は輸液を行い，重症の場合は透析を行う．

経過

幸いにもオランザピン開始後，3週間ほどで寛解した．外泊で状態を確認しつつ，入院後5週間で退院となった．

退院後は，家族の不安もあり，いったんは育児を家族に委ね，生活のリズムを整え，余裕ができたところで実家に通う形で育児を再開した．数ヵ月かけて慎重に経過をみて，自宅に子どもを連れ帰ったが，落ち着いた状態で過ごせていた．

オランザピンは9ヵ月の時点で終了．本人・家族の希望もあり数ヵ月ごとに経過観察しているが，2年経過した時点でも再発なく安定した生活を営んでいる．

（武藤 仁志，松岡 裕美，竹内　崇）

引用文献

1) 日本精神神経学会監：DSM-5 精神疾患の診断・統計マニュアル. 医学書院, 2014.
2) Blackmore ER, et al: Reproductive outcomes and risk of subsequent illness in women diagnosed with postpartum psychosis. Bipolar Disord, 15: 394-404, 2013.
3) Meltzer-Brody S, et al: Optimizing the treatment of mood disorders in the perinatal period. Dialogues Clin Neurosci, 17: 207-218, 2015.
4) 岡野禎治：産褥期の急性精神病の特徴について. 精神科救急, 16: 42-46, 2013.
5) Hellerstedt WL, et al: Are prenatal, obstetric, and infant complications associated with postpartum psychosis among women with pre-conception

psychiatric hospitalisations? BJOG, 120: 446-455, 2013.
6) Engqvist I, et al: The Recovery Process of Postpartum Psychosis from Both the Woman's and Next of Kin's Perspective - An Interview Study in Sweden. Open Nurs J, 8: 8-16, 2014.
7) 石井真理子：非定型抗精神病薬. 伊藤真也ほか編, 向精神薬と妊娠・授乳, pp113-118, 南山堂, 2014.
8) Bergink V, et al: Treatment of psychosis and mania in the postpartum period. Am J Psychiatry, 172: 115-123, 2015.
9) 中島　研：炭酸リチウム. 伊藤真也ほか編, 向精神薬と妊娠・授乳, 92-95, 2014.
10) 中島振一郎：うつ病に対する気分安定薬. 薬局, 60: 2725-2728, 2009.

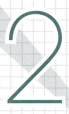

地域で支える産後うつ病
―多職種ミーティングの活用―

III 事例で読み解く周産期メンタルヘルス＜産後編＞

　本項では，妊娠中に軽度のうつ状態を呈したが，そのまま他県にて出産後，うつ状態が増悪，夫や義父母との関係も悪化したため，実家に里帰りとなり精神科受診となった産後事例を提示し，多職種ミーティング（関係者会議）で支援課題の解法を導くプロセスを解説する．

年齢 30代後半

生育歴・現病歴

　3人同胞（本人，弟，妹）の長女．生育発達に特記することなし．大学卒業後，商社の事務職に就職．X−6歳時に見合い結婚するが，挙児に恵まれないことから，X−3歳時より本人の強い希望で不妊治療を開始した．X−1歳で妊娠した時はとても嬉しかったが，想像以上につわりが辛く，次第に分娩時の痛みを過剰に心配するようになった．さらに妊娠25週を過ぎた頃から，出産・子育てについても，上手くできないのではないかという不安が強まった．しかし，精神科受療は希望せず，1ヵ月に2回程度，通院していた産婦人科の助産師に電話で相談して安心を得ていたという．

　X年5月（妊娠37週）で入院し，帝王切開で男児を出産した．母児ともに経過良好で自宅退院となったが，「授乳が上手くできない，あやしても泣きやまない」ことを苦にして不安・焦燥が再燃し，家事・育児も手に付かなくなった．夫の両親が育児の手伝いをしたが，「自室に籠って出てこない，ぼーっとして赤ん坊を落としそうになる」などの態度を咎められ，夫，義父母との関係も悪化したため，産後3週目に他県にある実家に戻された．実家では母と独身の妹が育児を手伝ったが，状態は変化なく「意気消沈し，食事量も減り，些細なことで子どものように泣きじゃくる」ため，家族が心配し，X年6月に総合病院精神科を初診した．

> **初診時現症**
>
> 疎通礼節は保たれているが表情は乏しい．「あんなに子どもを望んでいたのに，想像と違っていた．子どもを可愛いと思えない．産婦人科で発達に少し遅れが出るかもしれないと言われたことが心配になっていて，お乳の飲みが悪いことや泣き止まないことなども，そのせいではないかと考えてしまう．夫や義父母との関係も最悪」と小声でたどたどしく泣きながら話した．抑うつ気分，興味関心の喪失，意欲低下，集中困難，途中覚醒，食欲低下を認めたが，「いなくなってしまいたいと思うことはあるが，死ぬのも怖い」と希死念慮は否定した．精神科入院は本人，家族とも希望しなかった．
>
> 周産期発症のうつ病の可能性があり，積極的な治療が必要（MEMO 5）であることを説明し，精神科治療および児の小児科受診，市の子育て支援の利用を勧めた．母子保健や地域保健を含めた多職種支援が必要であることを説明し，了解を得て，1週間後に関係者会議を開くこととなった．

MEMO 5 なぜ妊娠期のうつ病への積極的治療が必要なのか？

妊娠中に適切なうつ病治療がなされない場合，本人・胎児へのセルフケアに支障が生じ，栄養摂取不良，喫煙・飲酒問題，他の家族との関係性の悪化や孤立を招く．その結果，流早産・胎児の成長不全・低出生体重などをきたす可能性がある[1]．

また，産後の生活環境の整備が不十分となり，産後の乳幼児の発育遅延[2]や，認知発育への負の影響[3]も指摘されている．

1 初期介入の検討

  精神科医×助産師×小児科医×保健師×社会福祉士

▶それぞれの専門領域の情報を共有する

精神科医 ご多用の中，お集まりいただきありがとうございます．患者さんとご両親より，支援は精神科医療だけでは不十分なので，関係職種・諸機関と連携を取る必要があり，その際に情報共有をすることを了解してもらいました．それぞれの職種が持っている情報を共有し，今後の支援の方向性を検討したいと思います．どうぞよろしくお願いいたします．

助産師 出産した産科からの情報提供によれば，「妊娠経過中に多少ナ

ーバスな印象を受けたが，不妊治療を受ける高齢初産妊婦ではよくみられることでもあり，また短時間の傾聴で収まっていたので，精神科受診は勧めなかった」とのことです．非常にまじめで母親教室の参加なども熱心だったようで，状況の変化に驚いていました．現在の精神状態についてはいかがですか？

精神科医　妊娠期に発症したうつ病で，産後も継続，増悪しています．そのため，夫をはじめご家族からは「わがまま」「だらしない」と見なされたようです．精神科入院は強く拒否していますが，精神科の通院と児の小児科受診を了解されています．

▶多職種でクライシスプランを共有する

精神科医　精神科入院も考慮すべき介入の選択肢の一つなのですが，今回は本人，家族とも望まず，即日の対応はできませんでした．2014年に精神保健福祉法が改訂されて，医療保護入院の際には，親，祖父母，子，孫，配偶者等および兄弟姉妹のだれでも優先順位なく同意者になることが可能となりました（→p. 135）．以前のように，必ずしも入院同意に夫の意思確認は必要ではないのですが，現在生活しているご家族からの同意も得られなかったのです．

そこで，外来で対応できる限界を説明して，どのような困難が生じたら，入院治療を含めた介入に切り替えるかを示した「クライシスプラン」を作って渡してあります（図3-1）．外来予約もなるべく1週間ごとに診察することにしました．小児科外来はどうですか？

Key Word
クライシスプラン

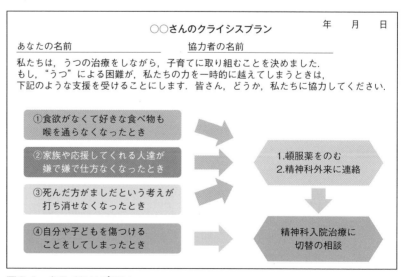

図3-1　クライシスプラン

小児科医 子どもの診察をしました．現在のところ，発育発達は順調です．軽度の胎盤早期剥離があったようなのですが，出産時の一般的説明を悲観的に解釈している可能性もありますね．今後の患者さんの養育力の心配もあるので，しばらくは1ヵ月に1回の通院で，発育発達を見守り，育児に関するアドバイスをしていくことにします．

助産師 授乳が上手くいかないという悩みがあるので，授乳指導などを含めて母乳外来に通ってもらおうと思います．患者さんに渡したクライシスプランを私達にもいただけますか？

精神科医 もちろんです．もし緊急事態になった場合，速やかに支援が進むようにそれぞれの現場でご周知いただけるとありがたいです．クライシスプランは電子カルテに取り込んでおきましたので，そちらも参照してください．よろしくお願いします．

▶薬物療法

小児科医 精神科での薬物療法はどうされますか？

精神科医 現時点で中等度以上のうつ状態と診断しており，薬物療法は積極的に導入すべきだと思います．患者さんは母乳育児を強く希望していて，向精神薬内服に抵抗感をもっています．そこで，薬を寝る前だけ使って，夜間は人工乳にしてもらい，日中に母乳とすることを提案しました．うつ病の基本的な生活指導ですが，夜の睡眠を確保して，睡眠－覚醒リズムのメリハリを付けることにもつながります．薬の添付文書では，ほとんどの薬で授乳中はやめなくてはならないと書かれているのですが，LactMed[4]という薬剤と授乳に関しての情報を集めたデータベースを参考にしながら，処方を調整するつもりです．「妊娠と薬外来」の受診をお勧めして，薬剤師からセカンドオピニオンを受けてもらうのも良い方法と思っています．

> 社会生活機能（家事や育児機能）が損なわれており，人間関係にも危機が生じている．日本うつ病学会等の治療ガイドラインで「薬物療法を含めた積極的な治療介入が必要」とされる状態である．

Key Word
妊娠と薬外来
国立成育医療研究センターを中心として，全国で29施設の病院に設置されている．

保健師 LactMedというのは…？

精神科医 米国の国立衛生研究所（National Institutes of Health; NIH）が運営しているWebサイトで，薬剤やさまざまな化学物質が母乳にどのような影響を与えるかについての文献情報を集めたデータベースです．母乳中や児の血液中の濃度や予想される有害作用が調べられます．

▶生活の場を把握し，アウトリーチ支援の枠組みを検討する

助産師 この患者さんの住民票は他県になるのですが，保健師の訪問は受けられますか？

保健師：住民票がある県の保健師に打診したのですが，地域ではこの患者さんのことを把握していなかったようです．エジンバラ産後うつ自己質問票（EPDS, → p.33）でも引っかからなかったとのことでした．ご本人が不調を伝えなかった可能性がありますね．そういうわけで，この患者さんへの支援は全く検討されていませんでしたので，こちらで新たに構築する必要があります．今生活しているご実家の住所地の担当保健センターで対応可能です．すでに2回訪問させていただきました．

精神科医：それはありがたいです．よろしくお願いいたします．

保健師：ただ，保健師だけですと，子どもの養育という視点が主となって，本人の精神症状の支援までは手が回らないこともあります．精神保健の制度では何かありませんか？

社会福祉士：ご本人との契約に基づくものとなりますが，訪問看護を使う手があります．県の保健センターの精神保健相談員にも連絡しておきましょう．
先生，自立支援の診断書を書いていただけますか？

精神科医：もちろんです．

助産師：それはどのようなものですか？

精神科医：自立支援医療制度（MEMO 6）を利用すると，所得に応じてですが，精神障害で通院する場合の月額医療費が一定上限額以上は免除されます．この制度は，精神科訪問看護でも用いることができるので，当事者に金銭的負担をかけずに訪問支援を受けることが可能なのです．

助産師：特定の訪問看護師さんに担当していただけるのですか？

社会福祉士：精神科の訪問看護の場合は，大概は担当制です．24時間対応できるところを紹介しましょう．出産経験，子育て経験のある看護師に担当してもらえるように頼んでみようと思います．

精神科医：そうですね．自分自身のお産や子育てのモットーを押し付けたらいけませんが，産後の体調変化や心理的な変化を把握しやす

MEMO 6　自立支援医療制度

統合失調症，躁うつ病，うつ病などの精神疾患により，継続的な通院医療が必要な場合に，医療費の自己負担額を軽減する公費負担医療制度．身体障害の方への更生医療や育成医療でも適用がある．

利用者の所得に応じて自己負担上限額に違いがあるが，所得が少ない場合，月2,500円または5,000円の自己負担に軽減される．

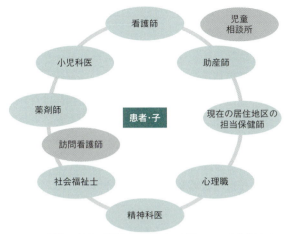

・ ▨ の制度，機関は患者本人に確認してから利用する．
・訪問看護ステーションへは社会福祉士から連携する．

図3-2　患者に関わる院内外の職種

いでしょうし，制度利用や乳児健診などの方法も具体的にサポートしてもらえる可能性がありますね．自治体によってこれらの制度利用の条件や方法が異なるので，精神症状を抱えている母親にとって上手く利用するのが大変難しいと感じることも多いのです．

▶支援体制のまとめ

精神科医　まず，今の段階で個別支援の協働ネットワークはこのくらいの職種でしょうか？

小児科医　この患者さんは，母子愛着形成に困難を感じていますから，児童虐待のリスクも念頭に置いて，児童相談所とも連携しておく方が良いと思うのです．患者さん夫妻の今後の関係も回復するかどうか分かりませんし，今後，患者さんと子どもさんが孤立してしまう生活状況が出てくる可能性があると思います．

精神科医　そうですね．患者さんへの伝え方は少し考える必要があるとしても，こういうとき，支援の手立ては多い方が良いですからね．まずは，児童相談所に相談ケースとして一報入れて，直接介入はまだとしても，関係者会議への参加をお願いしましょう．

それでは，これからの支援構造を整理すると次のようになりますね（図3-2）．

①院内支援ネットワークは，小児科医，看護師，助産師，妊産褥婦のカウンセリングをしている心理職，精神科医，社会福祉士，薬剤師の7職種ですね．院内連携の窓口は，社会福祉士に

お願いします．

②院外支援ネットワークですが，今のところは，地区担当保健師をアウトリーチ支援主体として対応していただき，自立支援医療制度を申請次第，訪問看護ステーションの訪問看護師にも加わってもらいましょう．また，すぐには動けないかもしれませんが，児童相談所にも関わっていただくということで．社会福祉士には，精神保健領域の制度利用について患者さんやご両親への説明をお願いします．

このような形でよろしいでしょうか？

各職種 結構です．

精神科医 では，こちらにそれぞれの担当者のお名前と連絡先をご記入ください．参加される専門職それぞれにコピーしてお渡しし，また患者さん自身にもお渡しします．

各職種 分かりました．よろしくお願いします．

社会福祉士 では，次回のケア担当者会議を開きたいので皆さんのご都合を伺います．次回は訪問看護師の方々にも参加を募ります．

経過

患者と両親に，ケア担当者会議の結果を説明した．精神科訪問看護も利用することとなり，小児科受診と助産師外来も，精神科受診日と併せて利用することとなった．このような多職種介入により具体的な問題解決がはかられたことから，受診から5週間が経過したX年7月，患者のうつ状態は次第に回復し，育児や将来の生活に不安を表出するものの，何事も手につかない状態は脱した．

しかし，夫との関係修復は進まず，しばらく別居することが決まった．これからのそれぞれの支援を確認するため，ケア担当者会議を開くこととなった．

2 出産後の支援の方向性を共有する

精神科医×保健師×訪問看護師×助産師×社会福祉士×小児科医

精神科医 当精神科初診から5週間，支援チーム体制で動き出してから4週間が経ちました．うつ状態のピークは越えて回復過程に入り，少しずつですが，家事や育児を実家の母，妹に替わって行えるようになってきました．しかし，夫との関係修復は進まず，むしろより疎遠になって，夫不在での育児を続けなくてはなり

ません．皆様方がお持ちの情報を共有して，今後の支援の方向性を話し合いたいと思います．

保健師 自宅訪問は2週間に1回のペースで継続しています．当初は「他人が家に来るのはかえって疲れる」とおっしゃっていましたが，最近はいろいろ相談してもらえるようになりました．パートタイマーで比較的時間に余裕のあった妹さんが，就職して転居する話が出ています．お母様も，持病が悪化したお父様の介護に病院を行き来しなくてはならなくなり，子どもの養育を患者さんがかなり頑張らなくてはならない状況になっています．患者さんはこなしていますが，やはり先行きの不安はあるようです．

訪問看護師 服薬は抵抗なく続けています．夜1時から朝7時までは子どもの世話をご家族に頼んでいましたが，お母様，妹さんもそれぞれ忙しくなっているので，今後はご自身で対応しなくてはならないでしょうね．幸い，お子さんは夜泣きが減って夜はだいぶ寝てくれているということです．

助産師 市内に産婦人科併設の産後ケアセンターができて，産科退院後に利用している方もいます．産後月数の制限があるのですが，この患者さんの場合はまだぎりぎり条件内ですので，申し込みを検討してみるのはどうでしょうか？

精神科医 産後ケアセンターというのは…？

保健師 産科，産院を退院した女性が，1週間ほど休養したり，育児指導を受けたりできる施設です．助産院や産婦人科に併設されているところもありますが，医療機関ではないので，1泊数万円かかる場合もあります．また，住民票登録のある方しか対象にしていない場合もあるようです．

社会福祉士 患者さんは，住民票を夫の住まいの住所からまだ変更していません．母子のみ移すのは心理的な葛藤もあるようです．そうなりますと，産後ケアセンターは使えないかもしれません．お父様も入院中で，高額な費用も負担かもしれません．

小児科医 保育所はどうですか？精神障害を有している旨の診断書をつけて申請しては？

保健師 そうですね．その場合も住民票を本市に移動していただく必要があります．ご両親も70歳を越えて高齢で，お父様は入院中ですし．今までは，お母様，妹さんが同居しているので，保育所入所申請は難しいと考えていましたが，これからは申請が必要かと思います．

社会福祉士 よく分かりました．患者さんの育児負担を軽減するために，保育所入所を勧めていくのが現実的な方法ということですね．保

産後ケア事業
産科退院直後の母子の心身のケアを行うことを目的に，2014年度予算に組み入れられた．2015年1月時点で29市町村で実施され，2015年度は150市町村で実施予定であり，今後全国展開が目指されている[5]．

育所利用の方向性は，市役所の所管課とも連携を取るきっかけになるかもしれません．児童相談所は電話で患者さんとやりとりしたのですが，具体的な問題がないために，直接支援には入れないようです．先生，ご主人にはお会いできましたか？

精神科医 それが，一度も診療にはお越しいただけていません．「育児が十分できなかったのは，うつ状態の影響であったこと」を手紙に書いて，患者さんから渡してもらうようにしたのですが，家族への心理教育は全く進みませんでした．患者さんの精神科的なサポートにはご家族の理解が必要ですので，患者さんの医療上の必要という観点でコンタクトを取ってみます．

> **経過**
>
> 住民票の移動や保育所入所の手続きなどで，夫も支援チームとやり取りすることが生じ，それぞれの職種からも，患者の精神状態の説明が少しずつなされた．仕事を休んで患者とともに外来受診した夫に対して，今までの経過や医療的情報を教示し，夫のわだかまりは多少軽減された．現在は，患者の負担も考え，一気に夫の元に戻るのではなく，夫が週末に患者の実家に出向き，子どもともスキンシップを取ることから家族関係の修復を始めている．

3 おわりに

妊娠中からおそらく発症していた（MEMO 7）が，本人も周囲も，妊娠期の当然の反応と捉えて見過ごされており，産後にうつ病症状が顕在化したときは，夫や義父母からは「子どもへの愛情がない，母親としての自覚に欠けるわがまま」と誤解され，本人も，自身の性格の問題と捉え，さらに抑うつ感，孤立感を増したと推測できる．精神科受診をきっかけとして，医療と地域保健サービスにつながったが，多機関・多職種連携を円滑に行うためには，担当者間の顔の見える関係作りと，目標やそれぞれの方法に関しての情報共有が必要である．そこで，何度かの担当者会議を開いて，それぞれの支援のすり合わせを行った．

このような連携に実効性をもたせるためには，普段から電話などによる情報共有を密に行うことが大切であり，そのための担当者と連絡先を明確にし，それぞれの支援情報や連絡先，タイムスケジュールを取りまとめる情報ハブ機能を連携チームの

MEMO 7 産後うつから周産期うつへ

産後うつ病は産褥婦の10～15%に発症するといわれる[6,7]が，妊娠期においても，うつ病の有病率は12～13.5%と非妊娠期の女性に比較して高いとの指摘もある[8]．わが国でも，岡野の報告によれば，1999年4月～2011年3月までの"母子精神保健専門外来"の統計から，大うつ病性障害は妊娠期に26.5%と最多であった[9]．

妊娠期に抑うつ症状を呈すると，産後の再発の半数以上は4週以内，9割が4ヵ月以内という知見[10]もあり，うつ病・病態として，妊娠期からの連続性が示唆される．

	マルチモデル	インターモデル	トランスモデル
概念図	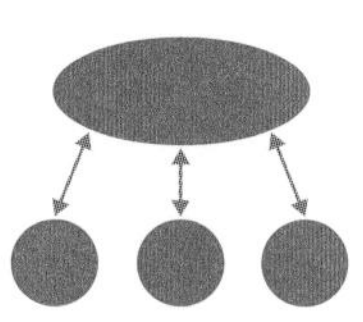	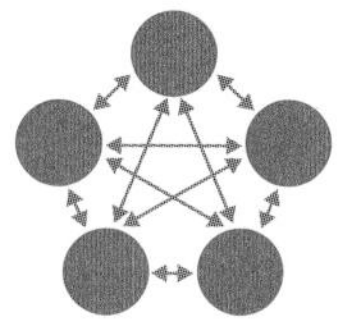	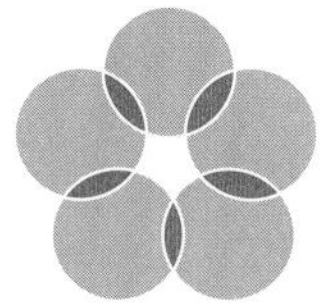
リーダーシップの階層性	あり	なし	なし
役割の共有	なし	なし	あり
個別対応能	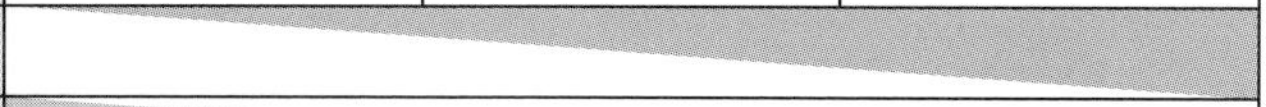		
生産効率	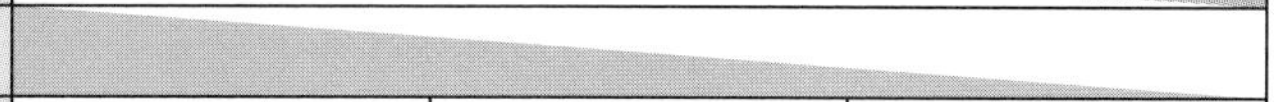		
例	従来の医療チーム 手術チーム	多施設多機関連携	精神科アウトリーチ ケースマネジメント

図3-3 **多職種チームのタイプ**

表3-1 **インターモデルの特徴**

好適	多施設・多機関連携
利点	・各職種がそれぞれの技術を提供できる ・母体組織の意向を反映させやすい ・通常業務として関与できる
欠点	・即応性，柔軟性に欠く ・連携手順を準備する必要がある ・情報共有・保守の問題が生じることがある ・地域資源の偏在によるパワーの差が生じる ・各職種の立場が強調され，大事なことが会議で決まらないこともある

（文献11より引用）

誰かに付託することが必要となる．また，行政職でもある地域ケア担当者は，個別事例に応じた臨機応変な介入が取れないことも多く，そのような制約の中でも最大限の専門的支援が発揮できるように，医療職が配慮することも重要である．

　一連のクロストークから分かるように，生活場面を主な介入の場とし，生活の困難を解消するための多機関・多職種連携においては，医師にすべての権限や責任が集中する協働モデル（図3-3のマルチモデル）では十分な力を発揮することは難しく，それぞれの専門性や制約を尊重したインターモデルでの連携構築が必須となる（表3-1，→p.151）．このような連携の仕組みが一部のパーソナルな職種間連携で行われているのが現状であり[12]，今後，自治体や国レベルの施策に反映され，どこでも利用できるようになるように，精神保健・母子保健の関係者のさらなる発信・啓発の努力が求められている．

（渡邉 博幸）

引用文献

1) Epstein RA, et al: Treatment of nonpsychotic major depression during pregnancy: patient safety and challenges. Drug Healthc and Patient Saf, 6: 109-129, 2014.
2) Rahman A, et al : Impact of maternal depression on infant nutritional status and illness: a cohort study. Arch Gen Psychiatry, 61: 946-952, 2004.
3) Cooper PJ, et al: Postnatal depression. BMJ, 316: 1884-1886, 1998.
4) National Institutes of Health: LactMed. Webpage URL: <http://toxnet.nlm.nih.gov/newtoxnet/lactmed.htm>
5) すべての女性が輝く社会づくり本部：「すべての女性が輝く政策パッケージ」の進捗状況及び関連予算額. Available from: <http://www.kantei.go.jp/jp/headline/brilliant_women/#c008>
6) O'Hara MW, et al: Rates and risk of postpartum depression-a meta-analysis. Int Rev Psychiatry, 8: 37-54, 1996.
7) Choi H, et al: Factors associated with postpartum depression and abusive behavior in mothers with infants. Psychiatry Clin Neurosci, 64: 120-127, 2010.
8) Burt VK, et al: Psychiatric disorders during pregnancy. In: Clinical Manual of Women's Mental Health, 57, American Psychiatric Publishing, 2005.
9) 岡野禎治：妊娠・出産と精神科臨床. 精神科治療学, 28: 545-551, 2013.
10) Altemus M, et al: Phenotypic differences between pregnancy-onset and post-partum-onset major depressive disorder. J Clin Psychiatry, 73: e1485-e1491, 2012.
11) 渡邉博幸：多職種連携. In: 精神科研修ノート 改訂第2版, 笠井清登ほか編, pp 129-131, 診断と治療社，2016.
12) 菊地紗耶ほか：地域母子保健と精神科医療の連携. 日本周産期メンタルヘルス研究会会誌, 1: 3-8, 2014.

III 事例で読み解く周産期メンタルヘルス＜産後編＞

3 産褥期に再発して入院に至った双極性障害

双極Ⅱ型障害と診断され，精神科クリニック通院中の女性．精神科・産科をもつ総合病院で第2子を出産したが，産後に双極性障害が再発した．精神科医，産科医，看護師，臨床心理士，薬剤師，精神保健福祉士が定期的にカンファレンスを開催し，多面的に症例を検討している．

症例

年齢 30代前半

生育歴・現病歴

もともと活発な性格であり，中学校では生徒会長を務め，高校では短期海外留学を経験した．大学卒業後は一般企業に就職し，X-4年に結婚した．X-2年4月に第1子を出産したが，涙もろくて疲れやすい状態が続き，徐々に家事も手につかなくなった．X-2年7月に精神科を初回受診し，産後うつ病と診断されたが，約半年間で治療終了となった．

X-1年4月に復職し，当初は育児と仕事を両立しようと寝る間も惜しんで頑張ったが，育児も仕事も上手くこなせずに行き詰まり，徐々に自信をなくし，気分が落ち込んで欠勤が増えた．X年1月，休職して精神科治療を再開し，双極Ⅱ型障害とあらためて診断された．

X年8月，第2子妊娠が判明し，精神科と産婦人科が連携して治療できる総合病院に転院した．妊娠34週において前期破水を呈し分娩となり，児は1,984gと低出生体重児であったためNICU管理となった．

産後1週で退院し，児はGCUへ移動した．患者は，「できるだけ長く子どもと過ごしたい」と連日GCUに通った．帰宅後は，第1子の保育園の迎え，夕食の支度などを頑張った．「赤ちゃんが早く産まれたのは私のせいではないか」と自責感が高まり，余計に無理をした．産後第3週，疲労と不眠により第1子の育児にも支障を呈したため，総合病院精神科にて入院治療を行う方向で調整を進めている．

処方

ラモトリギン　200mg／日（朝夕食後）．

> **Key Word**
> **NICU**
> Neonatal Intensive Care Unitの略．新生児集中治療室のこと．低出生体重児や先天性疾患をもつ児を受け入れ，24時間体制で集中的に専門治療を行う場所．

> **Key Word**
> **GCU**
> Growing Care Unitの略．低出生体重児をはじめとする，問題がある程度改善した児を受け入れ，治療・経過観察を行う場所．

> 妊娠中から処方されている．

1 双極性障害とは

 看護師×精神科医

看護師 NICUを担当しています．この患者さんに，より良い心理的支援を提供するために，双極性障害とはどのような疾患か教えてください．

精神科医 双極性障害は，うつ病相と躁病相あるいは軽躁病相を繰り返す疾患です．うつ病相では，気分が落ち込み，考えがまとまらず，活動も不活発になりますが，躁病相では，気分が高揚し，開放的な気分になったり怒りっぽくなったり，考えが次々に浮かび，行動も活発化します．躁病相は社会的に問題になる行動，例えば浪費なども伴いますが，軽躁病相は社会的に問題にならない程度で収まる場合を指します．躁病相を呈する場合は双極Ⅰ型障害，うつ病相と軽躁病相を呈する場合を双極Ⅱ型障害といいます．アメリカ精神医学会による精神疾患の診断・統計マニュアル（DSM-5）に診断基準が載っていますので，参考にしてください[1]．

看護師 ありがとうございます．この患者さんは，妊娠中は安定されていましたが，早産となったことが大きな精神的負担になりました．しかし，涙もろさや気分の落ち込みがあるものの，むしろGCUへの訪問や上のお子さんの育児など日夜頑張っておられたようにも見受けます．

精神科医 この患者さんは，抑うつ的である一方，しなくてはならないことが沢山頭に浮かび，眠らずに活動を続けました．このように，気分症状はうつ病相なのに，思考や行動は躁病相を呈する場合を混合病相と呼びます．DSM-5においては，うつ病相を抑うつエピソード，躁病相を躁病エピソードと呼びますが，それぞれに「混合性の特徴を伴う」と付記します．産後にうつ病相を呈した双極性障害女性の8割が混合病相の経験があったという報告もあります[2]．

看護師 混合性の特徴を伴うと，転帰に違いがあるのでしょうか？

精神科医 混合性の特徴を伴う場合は，衝動的行動が生じやすく，自殺リスクも高まります[3]．この患者さんの場合は，第1子の育児に支障を呈し，さらに第2子の面会も負担になって休めず，薬剤調整も必要でした．よって，入院が望ましいと考えました．

2 診断のために注意すべき症状・再発リスクが高い時期

 産科医×精神科医

産科医 この患者さんは，当初，産後うつ病と診断されていました．現在は双極Ⅱ型障害と診断が変わりましたが，良くあることなのでしょうか？

精神科医 双極Ⅱ型障害は，明らかな軽躁病相を特定できない段階では，うつ病と診断されてしまいます．産後うつ病の患者さんのうち約1〜5割が，後に双極性障害とあらためて診断されます[2,4,5]．よって，産後うつ病と診断した後も，双極性障害である可能性を念頭に置いて気分の推移を追う必要があります．われわれも適切な診断のために，ご家族をはじめ周囲の人からお話を伺ったり，ご本人に活動記録表をつけていただいたり，より正確な情報を収集するように努めています．

産科医 大変参考になります．この患者さんもそうですが，私たちは，産後1〜2週に気分が落ち込んでしまうお母さんをしばしば見受けます．しかし，その多くが1週間程度で自然軽快するため，すぐに精神科へのコンサルテーションを行うことは少なく，産後1ヵ月検診などで気分の落ち込みを認めた際にご相談していました．

精神科医 産後1〜2週は，確かにマタニティブルーズの好発期間です（表3-2）．しかし，マタニティブルーズは双極性障害[5]，産後う

表3-2　マタニティブルーズ，産後うつ病，双極性障害の違い

	マタニティブルーズ	産後うつ病	双極性障害
発症時期	産後数日〜2週間	産後数週間から数ヵ月以内	産後に再発することが多い．
予後	約1〜2週間で大半が自然軽快する．約1割はうつ病相に進展する．	良好な経過だが，長期化・重症化することもある．約1〜5割は双極性障害へ診断が変更された[2,4,5]．	経過の約半分は寛解期だが，再発を繰り返す．うつ病相の占める割合が大きい[6]．
治療	一般的に薬物療法は実施しない．	薬物療法が望ましい．看過していると重症化・長期化することもある．	継続的な薬物療法を必要とする．
症状	うつ病相と比べ短期間・軽い症状．	うつ病相	うつ病相あるいは躁（軽躁）病相だが，産後にはうつ病相を呈することが多い[7,8]．

つ病[9]いずれのリスク因子でもあります．双極性障害では，妊娠中は比較的安定していることが多いですが[10]，産後に再燃・再発のリスクが高まります．双極性障害女性の20〜63％が産後1ヵ月以内に気分エピソードを呈し[7,8]，そのほとんどがうつ病相であったと報告されています．デンマークにおける全精神科入院患者を対象とした調査では，産後10〜19日目に再入院率が最も高まり，産後6ヵ月以内に22％が再入院していました[10]．マタニティブルーズを呈した場合は，特に注意して経過を追う必要があります．

経過

産後1ヵ月目：入院

患者は「赤ちゃんに会うために，自宅から病院まで片道1時間半かけて通っている．疲れてしまい，なかなか家事もはかどらず，家は散らかり放題で余計に苛立ちが募る．上の子どもは，相手をしてもらえる時間が減ったせいか，夜は眠らなかったり，朝ぐずったりするので，私も休める時間がない．夫も仕事が忙しく，あまり頼れない」と語っていた．

そこで，入院に際して，患者が安心して治療に専念できるように環境調整を行った．第1子は，夫がいない時間は患者の両親が世話をし，夫にもできるだけ早い帰宅を促した．

患者は当初，入院に否定的であったが，GCUにいる第2子への訪問の負担も減ること，休養が結果的に育児にも良い影響をもたらすことなどを伝えると，前向きな気持ちで入院できた．

処方

ラモトリギン　250mg／日（朝夕食後）
エスゾピクロン　1mg／日（就寝前）

> ラモトリギンは漸増を開始．エスゾピクロンは入院時に追加した．

3 双極性障害の薬物療法

 精神科医×看護師

精神科医 うつ病相では，否定的な捉え方が強くなり，なかなか周囲のサポートを得ようとする気持ちが起こらなくなり，孤立しがちです．そこで，入院に際して，まず，患者さんの心配と負担を減らすことを第一に考え環境調整を行いました．

また，患者さんには，眠りと気分を自己評価するための日中活

動記録表を妊娠中からお渡ししていましたが，産後，非常に生活が不規則になり，記録も十分につけられていませんでした．入院により生活リズムも整えていきたいです．

看護師 双極性障害ではどのような治療を行うのでしょうか？

精神科医 双極性障害は，再燃と再発を繰り返す可能性が高い疾患なので，再発予防上，長期の薬物療法が必要です．治療には気分安定薬や抗精神病薬を用います．抗うつ薬の使用は不安定化を招く可能性がありますが[11]，うつ病相急性期には有用とも報告されています[12]．不眠や不安には，適宜，睡眠薬や抗不安薬も用います．ご参考に，双極Ⅱ型障害のうつ病相における治療ガイドラインをお渡しします（表3-3）[13]．この患者さんの場合，ご本人やご家族に十分な説明をして同意を得た上で，主剤には妊娠中の使用が比較的安全とされるラモトリギンを用いました[14]．なお，授乳は控えていただいています．

双極性障害の治療には精神療法も有効です．認知療法は躁病相にもうつ病相にも有効で[15]，行動療法は不眠の改善などに役立ちます[16]．近年，対人関係−社会リズム療法の有用性も報告されています[17]．しかし，これらの治療法はある程度の期間を要するため，実際にはこれらのアプローチを取り入れて治療することが多いです．

看護師 ありがとうございます．患者さんは，「赤ちゃんは頑張っているのに，私は授乳もしてあげられない」と落ち込んでおられました．授乳には，お子さんへの免疫系への利点もあり，最近ではお子さんの認知機能発達にも有用とも報告されています[18]．また，愛着形成にも役立ちます[19]．授乳と並行して服薬できれ

> **Key Word**
> **対人関係−社会リズム療法**
> 対人関係療法と社会リズム療法を組み合わせた治療法．重要な他者との関係に着目し，通常の対人関係療法における問題領域に「健康な自己の喪失に対する悲哀」を加えた5項目について考案し，改善を促していく．また，行った活動，時期，刺激度を自身で記録したものを基に，社会リズムの調整を図っていく．

表3-3 双極Ⅱ型障害うつ病相における治療

第一選択	クエチアピン単剤
第二選択	炭酸リチウム単剤
	ラモトリギン単剤
	バルプロ酸ナトリウム単剤
	炭酸リチウムあるいはバルプロ酸ナトリウムと抗うつ薬の併用
	炭酸リチウムとバルプロ酸ナトリウムの併用
	第二世代抗精神病薬と抗うつ薬の併用
第三選択	抗うつ薬単剤
	クエチアピンとラモトリギンの併用
	補助的に：電気けいれん療法，N-アセチルシステイン，トリヨードサイロニン

（文献13より引用）

ば，お母さんの心理的負担の軽減にもつながると考えました．

精神科医 そうですね．ただし，授乳に際しては薬剤の乳汁移行性を鑑みる必要があります．この患者さんの場合，お子さんが低出生体重であり，特に代謝機能が未熟で薬剤血中濃度が上がりやすいため，服薬中の授乳を控えたほうが望ましいと判断しました．授乳を控えた場合の利点としては，お子さんへの薬剤の影響を考える必要がなくなり，治療の選択肢が広がることが挙げられます．患者さんには，「お母さんの心が健康であることが，お子さんにとっても一番大切なこと」とお伝えし，授乳以外にもお子さんのためにできることに目を向けていただくよう促しました．また，夫にも薬物療法の必要性を説明し，理解を得ました．

経過

入院第2週

患者は「以前と比べよく眠れますが，早く目が覚めてしまうことも多いです」と語った．第2子が心配で何度もGCUへ訪問し，夫や夫の両親に上の子どもの育児や家事を任せていることを心配して，何度も自宅に電話をかけた．薬剤調整を行うと同時に，臨床心理士やNICUの看護師とも話し合う機会を設け，不安を和らげるよう配慮した．徐々に焦燥感は改善した．

[処方]

ラモトリギン	300mg／日	（朝夕食後）
エスゾピクロン	1mg／日	（就寝前）
セロクエル	25mg／日	（就寝前）
クロチアゼパム	5mg／日	（不安時，1日最大2回まで）

― ラモトリギンはさらに漸増，セロクエルは追加投与した．
― 抗不安薬の頻用を提案した．

4 薬物療法と授乳

精神科医×看護師×薬剤師

精神科医 早朝覚醒を認めたため，双極性障害のうつ病相に対する抗うつ効果に加え，睡眠を深くする作用があるセロクエルを追加しました．また，不安で落ち着かないときには頓服を使うことを提案しました．

看護師 確かに，治療に専念して徐々に症状が良くなっていると感じます．一方，授乳期における薬剤の安全性について，より明らかになると良いとも思います．

[薬剤師] お母さんとお子さんに対して実際に薬剤を用いて研究を行うことはできないので，自然な経過に基づくデータが蓄積されています．

バルプロ酸ナトリウムを除く気分安定薬は，児の知的発達には影響しないという報告もありますが[20]，まだデータが十分ではありません．新規抗精神病薬も今後の研究が待たれ，使用する際には児の状態をモニターするよう推奨されています[21]．ベンゾジアゼピンは，服薬中の母親からの授乳により過鎮静を呈した児が124名中2名であったとする前向きコホート研究もあり，児の過鎮静に注意する必要があります[22]．抗うつ薬では，メタ解析から，ノルトリプチリン，パロキセチン，セルトラリンの乳汁移行性が低く，授乳期に使用可能とされています[23]．

[精神科医] ありがとうございます．双極性障害においては，気分安定薬を基本にして，うつ病相や躁病相では抗精神病薬を追加するのが良いとされています．抗うつ薬は再発危険性を増し，不安定になる場合もあるため，出来るだけ使用を避けます．文献では良いとされる薬剤も，国内外で添付文書の記載が異なる場合があるので，あらかじめ確認する必要がありますね．

[薬剤師] 日本国内の添付文書では，ほとんどの場合が「授乳中の婦人には投与を避けることが望ましいが，やむを得ず投与する場合は授乳を避けさせること」と書かれています．

国外では，米国食品医薬品局（Food and Drug Administration; FDA）が薬剤の危険度分類を公表していましたが，リスクに対して単純化されすぎているという指摘から，2015年6月に廃止され，母乳への移行率などの詳細な情報を掲載するようになりました[24]．一方，オーストラリア保健省薬品・医薬品行政局（Therapeutic Goods Administration; TGA）では，「授乳と両立可能（compatible）」から「避ける（Avoid）」までの4段階で表示しています．双極性障害で用いる主な薬剤に関する表示をまとめました（表3-4）．

[精神科医] ありがとうございます．われわれは，薬物療法のリスクとベネフィットについて，患者さんやご家族に十分に時間をかけて説明し，より良い治療法を検討する必要がありますね．そして，患者さんやご家族が主体的に治療に取り組む"shared decision making"[25]を支えることができれば良いでしょう．

表3-4 双極性障害治療で用いられる薬剤の授乳期間中の使用

区分	一般名	添付文書	FDA	TGA
気分安定薬	炭酸リチウム	授乳を中止させる	授乳させるべきではない．やむを得ず使用せざるを得ない場合，児の低体温，高血圧，チアノーゼ，心電図上異常を認める場合があることに留意する	注意を要する：児の血中薬物濃度を測定する必要あり
	バルプロ酸ナトリウム	授乳を避けさせる	治療上の有益性が危険性を上回ると判断される場合にのみ投与する	可能
	ラモトリギン	授乳を避けさせる（乳児において，血中濃度が授乳中の婦人の最大約50%に達したとの報告がある）	授乳すべきではない（乳児において，母体の約3～5割の血漿中薬物濃度を呈する）	可能：ただし，児の血漿中薬物濃度を測定する必要あり
	カルバマゼピン	治療上の有益性が危険性を上回ると判断される場合にのみ投与	治療上の有益性が危険性を上回ると判断される場合にのみ投与する	可能
第二世代抗精神病薬	オランザピン	授乳を中止させる	母乳移行率は1.8%であり，避けることを推奨する	注意を要する：データ不十分
	リスペリドン		治療上の有益性が危険性を上回ると判断される場合にのみ投与する	
	パリペリドン	授乳を避けさせる	推奨されない	記載なし
	アリピプラゾール		登録なし	可能：ただし，長期使用には注意し，児に眠気がないか確認する
メラトニン受容体作動薬	クエチアピン	授乳を中止させる	母乳移行率は0.09～0.43%であり，避けることを推奨する	可能
抗不安薬抗うつ薬	クロザピン	授乳を避けさせる	授乳すべきではない	避ける
	セルトラリン		データが不十分であり，注意を要する	可能
	エスシタロプラム		児が眠気や食欲低下を呈したという報告もあり，治療上の有益性が危険性を上回ると判断される場合にのみ投与する	記載なし
	フルボキサミン		治療上の有益性が危険性を上回ると判断される場合にのみ投与する	可能

＜TGAにおける定義＞
　可能：母乳移行性は低い／血漿中薬物濃度は上昇しない／授乳中の児への副作用はないなどの，十分なデータがある．
　注意を要する：授乳と両立可能と言えるほどのデータはない．
　データが不十分のため避ける：全くデータがない．
　避ける：児の血漿中薬物濃度の上昇を認める／授乳中の児への悪影響があることが予想される．

経過

入院後1ヵ月

第2子はGCUを退室した．患者も良く眠れ，穏やかに過ごせる日が増えた．「私も早く退院して赤ちゃんと暮らしたい」と患者が意欲を示したので，週末の外泊を開始した．夫も交えて定期的に面談を行い，今後の生活について話し合った．

[処方]
ラモトリギン	400mg／日	（朝夕食後）
エスゾピクロン	1mg／日	（就寝前）
セロクエル	25mg／日	（就寝前）
クロチアゼパム	5mg／日	（不安時，1日最大1回まで）

（ラモトリギンは増薬を終了，セロクエルは追加投与した．）

（頓用回数を減らした．）

5 双極性障害における心理的変化

臨床心理士 × 精神科医

　患者さんは当初，早産を自分のせいだと考えていました．しかし，赤ちゃんが元気に退院したことで，少し気分が楽になったようです．外泊では上のお子さんもとても喜んだそうで，笑顔も戻ってきました．「今思えば，気分が落ち込んでいた頃は，上の子につらくあたっていた」と振り返っていました．

　お母さんが抑うつ的になるとお子さんへの愛着障害が生じることがありますが[26]，症状が改善し，ものの見方も変化したのでしょう．

　患者さんの夫は当初，新しい家族ができると張り切っていましたが，奥さんが不安定になって自信をなくしていたそうです．しかし，患者さんが元気になり，今は気持ちが楽になったとおっしゃっていました．

　最近では父親も，母親と同様に産後にうつ病を発症することが分かっています[27]．そして，うつ病を呈すると，お子さんの睡眠や食事に対して関心・意欲が低くなることが判明しています[28]．産後には母親だけでなく，家族の状態を把握することが重要です．

> **経過**
> **退院に至るまで**
>
> 　入院から 2 ヵ月, 気分が落ち着き, 抗不安薬の使用量も減少した. 患者は「家に戻る自信がついた」と話すようになり, 入院後 2 ヵ月半で退院とした.
>
> 　退院から 2 週間後の外来では, 「実は, 薬を飲まないといけないと思いつつ, 疲れて飲み忘れてしまう日も多かった. 今は, 再発予防のためにも薬を欠かさず飲むことの大切さを痛感した」と話し, 服薬状況を手帳に記録していると報告した. また, 夫にも育児を協力してもらい, 睡眠時間を確保しているという. 夫も「今まで妻に任せていたが, 今回の入院で妻の病気についていろいろ知ることができた」と語り, 患者に対して協力的に変化した.
>
> 　患者は, 「今後の再発は心配ですが, 赤ちゃんも元気に育ってくれていますし, 頑張っていきたいです. 第 2 子は難しいかと思った時期もありましたが, 出産して良かったです」と話した.
>
> **処方（退院時）**
>
> ラモトリギン　　　400mg／日（朝夕食後）　←今後の症状に応じ維持量に戻す予定.
> セロクエル　　　　25mg／日（就寝前）
> エスゾピクロン　　1mg／日（不眠時）　←頓用に切り替えた.
> ※抗不安薬は使わずに過ごせるようになったため終了

6 安心して妊娠・出産・育児ができるように

 臨床心理士×精神科医×精神保健福祉士

臨床心理士　患者さんは入院前と比べ, 否定的なものの捉え方が減り, うまくサポートを得られるようになりました. 病気に対する知識も増え, 主体的に症状をコントロールできているようです. パートナーとの関係も改善しました.

精神科医　心理教育によりパートナーとの関係が改善すると, 服薬コンプライアンスの上昇など, 良い影響があることが知られています[29]. 患者さんとご家族には, 退院に際して, 今後も実家の協力を得て育児を行っていくことや, 夫にも服薬管理を手伝ってもらうことなどを, あらためてお約束しました.

精神保健福祉士　今回の入院で家族の意識も変わり, 育児環境も改善しました. この患者さんの場合はサポートを得やすい環境でしたが, 頼れる家族のいないお母さんもいます. また, 産後検診を終えた後

は病院との接点も減り，医療者からの早期発見が困難になりがちです．各自治体では，子育て支援センターを設けたり，育児相談を受け付けたりしています．そうした地域保健行政を利用しつつ，医療とのつながりをもつことも大切ですね．

臨床心理士 患者さんは，双極性障害と診断を受けてから，妊娠・出産を迷った時期もあったそうです．今は出産を肯定的に捉えるようになり良かったと思います．

精神科医 双極性障害は，うつ病と比べて再発しやすく，治療が長期に及び，そのために妊娠・出産に否定的になっている場合もあります．医療者から十分に説明することで，双極性障害女性の6割以上が考えを変えたという報告もあります[30]．医療者と患者さんが情報共有し，十分に話し合うことが重要です．

そして，今後，病因病態の解明を進め，発症する可能性を評価し，適切な予防策を提示することができれば，より安心して出産を迎えることができるようになるでしょう．

（久保田 智香，尾崎 紀夫）

引用文献

1) 日本精神神経学会監：DSM-5 精神疾患の診断・統計マニュアル．医学書院，2014．
2) Sharma V, et al: Missed bipolarity and psychiatric comorbidity in women with postpartum depression. Bipolar Disord, 10: 742-747, 2008.
3) Undurraga J, et al: Suicidal risk factors in bipolar I and II disorder patients. J Clin Psychiatry, 73: 778-782, 2012.
4) Sharma V, et al: A prospective study of diagnostic conversion of major depressive disorder to bipolar disorder in pregnancy and postpartum. Bipolar Disord, 16: 16-21, 2014.
5) Munk-Olsen T, et al: Psychiatric disorders with postpartum onset: possible early manifestations of bipolar affective disorders. Arch Gen Psychiatry, 69. 428-434, 2012.
6) Judd LL, et al: A prospective investigation of the natural history of the long-term weekly symptomatic status of bipolar II disorder. Arch Gen Psychiatry, 60: 261-269, 2003.
7) Payne JL, et al: Reproductive cycle-associated mood symptoms in women with major depression and bipolar disorder. J Affect Disord, 99: 221-229, 2007.
8) Freeman MP, et al: The impact of reproductive events on the course of bipolar disorder in women. J Clin Psychiatry, 63: 284-287, 2002.
9) Ishikawa N, et al: Prospective study of maternal depressive symptomatology among Japanese women. J Psychosom Res, 71: 264-269, 2011.
10) Munk-Olsen T, et al: Risks and predictors of readmission for a mental disorder during the postpartum period. Arch Gen Psychiatry, 66: 189-195, 2009.
11) Ghaemi SN, et al: Antidepressant Treatment in Bipolar Versus Unipolar Depression. Am J Psychiatry, 161: 163-165, 2004.
12) Sidor MM, et al: Antidepressants for the acute treatment of bipolar depression:

a systematic review and meta-analysis. J Clin Psychiatry, 72: 156-167, 2011.
13) Yatham LN, et al: Canadian Network for Mood and Anxiety Treatments (CANMAT) and International Society for Bipolar Disorders (ISBD) collaborative update of CANMAT guidelines for the management of patients with bipolar disorder: update 2013. Bipolar Disord, 15: 1-44, 2013.
14) Moore JL, et al: Lamotrigine use in pregnancy. Expert Opin Pharmacother, 13: 1213-1216, 2012.
15) Lam DH, et al: Relapse prevention in patients with bipolar disorder: cognitive therapy outcome after 2 years. Am J Psychiatry, 162: 324-329, 2005.
16) Kaplan KA, et al: Behavioral treatment of insomnia in bipolar disorder. Am J Psychiatry, 170: 716-720, 2013.
17) Frank E, et al: Interpersonal and social rhythm therapy: managing the chaos of bipolar disorder. Biol Psychiatry, 48: 593-604, 2000.
18) Kramer MS, et al: Breastfeeding and child cognitive development: new evidence from a large randomized trial. Arch Gen Psychiatry, 65: 578-584, 2008.
19) Britton JR, et al: Breastfeeding, sensitivity, and attachment. Pediatrics, 118: e1436-1443, 2006.
20) Meador KJ, et al: Effects of breastfeeding in children of women taking antiepileptic drugs. Neurology, 75: 1954-1960, 2010.
21) Iqbal MM, et al: The potential risks of commonly prescribed antipsychotics: during pregnancy and lactation. Psychiatry (Edgmont), 2: 36-44, 2005.
22) Kelly LE, et al: Neonatal benzodiazepines exposure during breastfeeding. J Pediatr, 161: 448-451, 2012.
23) Weissman AM, et al: Pooled analysis of antidepressant levels in lactating mothers, breast milk, and nursing infants. Am J Psychiatry, 161: 1066-1078, 2004.
24) U.S. Food and Drug Administration: Pregnancy and Lactation Labeling (Drugs) Final Rule. Available at: <http://www.fda.gov/drugs/developmentapprovalprocess/developmentresources/labeling/ucm093307.htm>
25) Charles C, et al: Shared decision-making in the medical encounter: What does it mean? (or it takes at least two to tango). Soc Sci Med, 44: 681-692, 1997.
26) Ohoka H, et al: Effects of maternal depressive symptomatology during pregnancy and the postpartum period on infant-mother attachment. Psychiatry Clin Neurosci, 68: 631-639, 2014.
27) Paulson JF, et al: Prenatal and postpartum depression in fathers and its association with maternal depression: a meta-analysis. JAMA, 303: 1961-1969, 2010.
28) Paulson JF, et al: Individual and combined effects of postpartum depression in mothers and fathers on parenting behavior. Pediatrics, 118: 659-668, 2006.
29) Clarkin JF.: Effects of psychoeducational intervention for married patients with bipolar disorder and their spouses. Psychiat Serv, 49: 531-533, 1998.
30) Viguera AC, et al: Reproductive decisions by women with bipolar disorder after prepregnancy psychiatric consultation. Am J Psychiatry, 159: 2102-2104, 2002.

4 双極性障害へ診断変更された産後うつ病

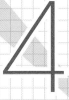

周産期に注意すべき精神障害の一つに双極性障害がある．双極性障害は，重症になると精神科の入院治療が必要になることもある一方で，軽症のときに症状が見落とされたり，うつ病と間違われたりしやすく，適切な治療に繋がらないことがある．産後うつ病から移行することも多いとされ，鑑別診断として忘れてはならない障害である．陥りがちな失敗例を通して，診断や治療のポイントを解説する．

状況設定

30代前半の患者，産科から精神科にコンサルト．

精神科外来担当先生御机下
　　#1　妊娠11週5日
　　#2　うつ病合併
　　#3　重症妊娠悪阻
　平素から大変お世話になっております．#2のため，近医産科から精神科を併設している当院に紹介受診となりました．#3に関しては，ここ数日症状が落ち着いており，外来フォローアップの予定です．
　#2に関しては，X－9年第1子出産時に産後うつ病を発症し，その後，精神科病院やメンタルクリニックなどで治療を継続していたようです．パロキセチン，デュロキセチン，エチゾラム，アルプラゾラム，ブロチゾラムなどを服用しており，これまでにリストカットで何度か救急受診をしていますが，今後，当院にて妊娠・分娩管理が可能かどうか，現時点にてご評価いただけますでしょうか．ご多忙のところ恐縮ですが，よろしくお願いいたします．
　　　　　　　　　　　　　　産科外来　○○拝

1 産科から精神科への紹介

研修医×精神科医

研修医 先生，産科の先生から，妊婦さんの初診依頼です．

精神科医 （依頼状を見て）精神障害によるハイリスク妊娠ということですね．

研修医 精神障害合併もハイリスクに含まれるのですか？

精神科医 そうですね．精神状態が不安定だとセルフケアも行き届きにくくなるし，妊娠中の不安や抑うつ，強いストレスが出産の経過や胎児の発育に悪影響を及ぼすとも言われています．また，興奮や衝動性などの激しい精神症状が生じてしまった場合は，母体や胎児の安全確保が困難になるという事態も考えられます．

研修医 なるほど．

精神科医 もちろん，重大な問題に発展するようなことはまれで，特別な介入がなくても無事に出産になる方が多いでしょう．精神科医は，今後の見通しや向精神薬の必要性などを専門家の立場で判断し，必要に応じて相談にのったり，いざという時に迅速に対処するなど，バックアップが重要な役割ということになると思います．

研修医 精神状態が悪化したときはどうするのですか？

精神科医 当院は精神科病床がないので，切迫した問題があるときは，閉鎖病棟のある大学病院の精神科などにお願いすることになります．

研修医 この患者さんはどうでしょう？

精神科医 閉鎖病棟を必要とするまでではなさそうですが，リストカットで救急受診を繰り返しているのが気になるところですね．精神症状が安定していないのかもしれません．

経過

本人の診察と問診の結果，以下のような生活歴と現病歴が明らかになった．

生活歴 出生，発達に特記すべき問題は認めない．短大を卒業後，地元企業に勤めた．X−11歳で結婚退職し，X−9歳で第1子を出産した．

家族歴 母親が双極性障害で治療中．

現病歴

　第1子出産の3ヵ月後くらいから，些細なことでイライラしやすくなった．子どもの夜泣きで睡眠が十分とれないためか，身体が疲れやすく，気力が低下した．家事の段取りがうまくできなくなり，気持ちが沈んで育児が楽しいと思えなくなった．近医を受診して産後うつ病と診断され，パロキセチン20mg／日，デュロキセチン10mg／日，エチゾラム1.5mg／日，ブロチゾラム0.25mg／日の処方でいくぶん調子は改善した．しかし十分な回復までには至らず，実母に家事や育児を手伝ってもらいながら，現在まで薬物療法を継続している．ときどき調子が良いと感じるときもあり，気分転換のため遊びに出かけたりもするが，疲れてすぐに引きこもりがちの生活になってしまう．パートの仕事に出ることもあったが，あまり長続きしなかった．そのような自分に嫌気がさして，ときどきカッターで手首を傷つけることもあった．その時は少し気が晴れるが，後になって悪いことをしたと自分を責めるのだという．

2 精神障害合併妊婦の妊娠・分娩管理

産科医×精神科医

産科医：ご相談したうつ病の妊婦さんですが，いかがでしょうか？

精神科医：うつ病を発症してからずっと，慢性的に症状が続いてしまっているようですね．ときどきは調子が良いこともあるみたいですが．

産科医：精神障害のある方への対応は難しいと感じます．特に，リストカットなどの行動をどう理解していけばいいのか．

精神科医：確かに，難しいですよね．死ねないことを承知の上でリストカットをする人でも，「死ねたら楽だろう」といった希死念慮は慢性的に抱えていたりします．ですから，リストカット自体がすぐに切迫した自殺の危険に結びつかなかったとしても，長い目で見れば，やはりリスクは高いということになります．

産科医：そのあたりの判断は，やはり精神科の先生にお願いしなければ難しいですね….そうしますと，この患者さんの場合，当院での分娩管理や出産はやはり難しいでしょうか？

精神科医：そんなことはないと思います．統合失調症や双極性障害など，どんな疾患でも同じですが，一般病棟での対応が可能かどうかは，その精神症状による危険の程度や治療環境などによって判断すべきであって，一律に線が引けるわけではありません．

産科医：判断するときの基準のようなものはあるのでしょうか？

|精神科医| 例えば，現実的な判断力がどれくらい保たれているか？というのは，1つのポイントだと思います．重症のうつ病で「自分は母親失格で，子どもと一緒に死ぬしかない」などと非現実的な思い込みに支配されて，周りの人の意見も耳に入らない，なんていうケースは危険ですよね．

|産科医| いつ自殺をするか分からないし，一般の産科病棟では安全が保障できませんね．

|精神科医| 周りの人たちとの関係性も判断材料になります．たとえば，双極性障害の躁状態では気分が病的に高揚し，周りの人とトラブルになってしまうことがあります．軽度の症状であれば，お互いに受け流すこともできるかもしれませんが，誇大的，あるいは易怒的な面が強くなってくると，周りの人も困惑して苛立ってきますし，患者さんもそういった態度に過敏に反応して，ますます症状を悪化させてしまいます．こうなると，対人接触による刺激を避けるために，精神科病棟への入院を考えなければいけません．これは，周りの人を守るという意味もありますが，最も重要なのは，精神症状によって患者さんがトラブルの当事者になってしまうことを防ぐことです．

|産科医| なるほど．そうすると，この患者さんの場合，気持ちが落ち込むことも多いようですが，基本的には出産や育児に前向きな気持ちのようですし，今のところ，周りの人とのトラブルも心配なさそうです．当院で妊娠出産管理を継続していこうと思います．

|精神科医| はい．こちらでも引き続き，注意して経過をみていきます．

> **経過**
>
> 月1回の精神科外来は，ときどき受診をキャンセルすることがありながらも，大きな変化はなく経過した．診察では，あまり調子が良くないということを繰り返し述べており，パロキセチンとデュロキセチンを少しずつ増量しながら様子を見ていた．また，産科を受診した際には，必要に応じて助産師による相談窓口を利用し，面接を受けたりしていた．しかし…．

3 躁症状の疑い

 助産師（産科外来）×精神科医

|助産師| 先生，ちょっと相談があるのですが…．Aさん（患者），きちんと精神科の外来に通院されていますか？

| 精神科医 | そうですね．（カルテを見ながら）だいたいいつも元気のない様子で，疲れやすいとか，ちゃんと育児ができるか心配だとか，そういった話をされています．予約のキャンセルがときどきありますね．体調も不安定なのかな．

| 助産師 | そうでしたか．実は，産科外来には「動きすぎて，お腹が張ってしまって」などと受診されることがよくあるんですが，最近，様子が少し変なんです．

| 精神科医 | と，言いますと？

| 助産師 | 先日は，だいぶ気分が良かったから，ベビー用品を買い揃えるために少し遠出をしたと言うのです．それも，上の子は安物ばかりでかわいそうだったからと，ずいぶん高価なものも，たくさん買い求めていたようなのです．

| 精神科医 | それはおかしいですね．この前は，夫の稼ぎが少なくて心配だと言っていたのに．

| 助産師 | 産科の先生の指示もあまり聞いていないみたいで．「いつも，うつ病で寝込んでばかりだから」って，調子の良いときは一晩中起きて家の片付けをしたり，胎教のためっていうCDやDVDを手当たり次第買ってきたり．そんなに無理したら，また「うつ」が悪くなりますよと言っているのですが…．

| 精神科医 | そうでしたか…．これはどうも，うつ病ではなく双極性障害かもしれません．もし今度，患者さんが産科外来に来られたら，すぐ連絡をいただけますか？

| 助産師 | 双極性障害，ですか？

| 精神科医 | はい．以前は「躁うつ病」とも呼ばれていました．「躁」のときは「うつ」とは逆に過剰に活動的になり，いろいろなことに歯止めが効かなくなったりします．人によっては，イライラして怒りっぽくなってトラブルになることもあります．もし双極性障害であれば，うつ病とは用いる薬が違ってきますから，本人や家族ときちんと相談する必要もあります．

| 助産師 | 分かりました．相談して良かったです．患者さんは，診察のときに普段の様子をちゃんと話していなかったんですね．

| 精神科医 | 軽い躁の場合は，本人も家族も病気の症状だと気付かないことが多いのです．なので，診察する医師が躁の可能性を考えていないと，症状を見落として誤診につながることにもなります．ご指摘いただいて助かりました．

| 助産師 | 私たちは，身体のケアなどの話をしながら，自然と生活全般のさまざまなことに話題が広がったりします．ちょっとした変化というか，違和感に気付きやすいのかもしれませんね．

Point 1
躁状態・軽躁状態とは，病的に気分が高揚し続けている状態を指す．上機嫌で絶え間なく延々としゃべり続ける人もいれば，上から目線で怒りっぽく，常にイライラしているような人もいる．気が大きくなって場当たり的に物事を決めてしまったり，文字通り寝食を忘れて仕事や趣味に没頭したりと，もともとの性格からは考えられないような行動に至ってしまう．こうなると周りの人も困惑し，大切な人間関係を損なってしまうことにもなりかねない．

Point 2
双極性障害では，躁状態を惹起する恐れがあり，抗うつ薬は使用しないことが原則である．やむを得ず使う場合も，気分安定薬を併用し，十分に注意しながら使用しなければならない．

> **経過**
>
> 次の精神科外来では，双極性障害の可能性を念頭に置き，調子が良いときの行動についても詳しく問診した．抑うつ気分が軽くなり，たまっていた家事をこなすようになるが，それらは2，3日しかもたず，すぐにまた元の生活に戻ってしまうとのことであった．最近ではそのようなことが繰り返されていた．
>
> 双極性スペクトラム障害にあてはまる病態と考えられ，抗うつ薬を中止し，気分安定薬を用いるべきであることを患者に説明したところ，患者は，これまでの薬を中止することには理解を示したものの，新しい薬を始めることには抵抗があるようだった．また，患者の夫も，今の状態なら薬を使わず様子を見たいと言い，精神科主治医もそれ以上は気分安定薬の服用を勧めることができなかった．

4 双極性障害の薬物療法

薬剤師×精神科医

薬剤師 先生，どうされました？

精神科医 妊婦さんに双極性障害が発症した場合の薬物療法について，相談したいのですが．

薬剤師 双極性障害の治療薬というと，まずは炭酸リチウムですが，妊娠中は禁忌とされていますね．最近だと，ラモトリギン，アリピプラゾール，オランザピンなども，双極性障害への使用が認められるようになりましたが，妊娠中の禁忌にはなっていませんね．

精神科医 日本では適応外ですが，海外ではクエチアピン，リスペリドンなどもよく使われています．

薬剤師 表にして，少し整理してみましょう（表3-5）．催奇形性や胎児への危険を認めて，明確に禁忌をうたっているのは炭酸リチウムとバルプロ酸ナトリウムだけですね．

精神科医 もう少し細かい情報はありますか？

薬剤師 カルバマゼピンは禁忌の扱いにはなっていませんが，バルプロ酸ナトリウムと同様に二分脊椎や心奇形の疫学的報告があるようです[1,2]．カルバマゼピンとラモトリギンでは，葉酸代謝を阻害する可能性について添付文書で言及されているのも気になります．

精神科医 バルプロ酸ナトリウムによる奇形の発現には葉酸代謝が関係し

表3-5 双極性障害に使われる薬剤

区分	一般名	代表的な商品名	妊娠中の使用に関する添付文書の記載	日本での双極性障害の適応*
気分安定薬	炭酸リチウム	リーマス®　リチオマール®	禁忌	躁病および躁うつ病の躁状態
抗てんかん薬	バルプロ酸ナトリウム	デパケン®　バレリン®	原則禁忌（投与しないことを原則とするが、特に必要とする場合には慎重に投与する）	躁病および躁うつ病の躁状態の治療
	カルバマゼピン	テグレトール®	治療上の有益性が危険性を上回ると判断される場合にのみ	躁病、躁うつ病の躁状態
	ラモトリギン	ラミクタール®	治療上の有益性が危険性を上回ると判断される場合にのみ	双極性障害における気分エピソードの再発・再燃抑制（双極性障害の気分エピソードの急性期治療に対する本剤の有効性及び安全性は確立していない）
抗精神病薬	アリピプラゾール	エビリファイ®	治療上の有益性が危険性を上回ると判断される場合にのみ	双極性障害における躁症状の改善、うつ病・うつ状態（既存治療で十分な効果が認められない場合に限る）
	オランザピン	ジプレキサ®	治療上の有益性が危険性を上回ると判断される場合にのみ	双極性障害における躁症状及びうつ症状の改善
	クエチアピン	セロクエル®	治療上の有益性が危険性を上回ると判断される場合にのみ	（双極性障害の適応なし）
	リスペリドン	リスパダール®	治療上の有益性が危険性を上回ると判断される場合にのみ	（双極性障害の適応なし）

＊：双極性障害に関係するものを抜粋

（各医薬品添付文書より著者作成）

ていると言われています．抗てんかん薬の系統はなるべく避けたほうが良いのでしょうか…．抗精神病薬はどうですか？

[薬剤師] アリピプラゾールもオランザピンも，催奇形性については報告がありません．そのかわり，出産後，新生児に薬物の離脱症状や錐体外路症状が出る可能性について添付文書で述べられています．

[精神科医] 症状としては一過性のものですね．

[薬剤師] それはそうかもしれませんが，生まれてくる新生児にとっては大きな負担なのではないですか？それに，この後，成長していく過程で，発達障害などの問題が生じてこないという証拠はないですよ．

[精神科医] 確かにそうですが…．

[薬剤師] もちろん，何か大きな問題が生じるという証拠もありませんけど．

[精神科医] うーん，判断は難しいですね．

[薬剤師] 最終的には当事者の選択ということになるのでしょうが，どのような治療がより望ましいと考えるのか，医療者として主体性のある判断や態度も求められますよ．

[精神科医] その場合，本人，子ども，家族にとっての「治療上の有益性」とは何か？が，考えるポイントになるのでしょうね．

経過

妊娠32週で経管長の短縮を認め，切迫早産のため入院管理が必要と診断された．産科主治医から，安静と入院管理が必要であると説明され，本人，夫とも納得した．しかし，入院してすぐ，たまたま他の患者が大きな声でしゃべっているところに居合わせ，「こんなうるさい環境では，かえって治療に悪影響だ」と怒り出してしまった．なんとか看護師がなだめたものの，今度は看護師の些細な言葉の間違いを厳しく追求しはじめ，ちょっとした騒ぎになってしまった．精神科医が往診したところ，興奮するようなことはないが，目つきはするどく，やや威圧的な態度と感じられた．「治療環境とはどうあるべきか」などと理想論をとうとうと述べ，その主張は正論でもっともな内容ではあったが，全体としてみれば，一方的で大げさなものと思われた．また，会話は脱線しがちで，話がまとまらない傾向にあった．それでも根気強く対話と説明を続け，さしあたり家族の付き添いのもとで個室を利用すること，気分安定薬を中心とした向精神薬を使っていくことに患者の納得を得た．

5 切迫早産と躁症状の悪化，産科病棟への入院

 産科医×精神科医×助産師×薬剤師

産科医 患者さんの精神状態はどうでしょうか？

精神科医 これは明らかな躁状態です．とても誇大で多弁ですし，注意力も散漫になっています．

助産師 睡眠時間も普段よりだいぶ短くなっているようですし，自分やお腹の赤ちゃんのことを，あまり気遣えていないようにも思います．

産科医 精神科への入院が必要でしょうか？

精神科医 躁症状自体は，絶対的な入院適応とまでは言えないと思いますが，切迫早産の治療が必要であるという状況を加味すると，やはり精神科入院も検討せざるを得ません．ただし，精神科医と産科医が連携して治療にあたることが前提です．

助産師 現状では，とりあえず夫の付き添いで個室に入っておられるので，これ以上，他の患者さんとトラブルになるのは避けられると思うのですが．

産科医 でも，病棟スタッフにも精神疾患の対応に慣れていない人がいるでしょう？

精神科医 当科に精神看護専門看護師の資格をもつリエゾンナースが所属しています．精神疾患のある患者のアセスメントやケアについて，病棟スタッフが困らないようにサポートに入ることもできます．

助産師 それは，ありがたいです．

産科医 夫の付き添いは大丈夫なのでしょうか？

助産師 そちらは医療ソーシャルワーカー（MSW）が家族調整をしてくれています．上のお子さんの面倒は実家のご両親がみてくれるようですが，長期化するようならファミリーサポートセンターなどの利用も考えているようです．

産科医 精神状態が落ち着いてくるまで，どれくらいかかるでしょう？

薬剤師 さっき服薬状況を確認してきたのですが，患者さん自身も調子がおかしいと感じていたのか，中止されていたパロキセチンとデュロキセチンを自己判断で再開していたようなんです．

精神科医 そうだったんですか．それで，かえってまた躁状態が助長されてしまったのかもしれません．あらためてパロキセチンとデュロキセチンを中止し，気分安定薬をきちんと使っていけば，ほどなく安定するのではないかと思います．

薬剤師 入院中であれば薬の管理は十分できますし，私から繰り返し服

Point 3

症状が軽度であれば，自分が躁状態にあることを自覚し，スタッフからの指摘を受け入れて，高揚してくる気分をなんとか自制しようと努めることもできる．周りの人と適度に距離を置いて，必要な治療を継続することができるなら，必ずしも精神科への入院は要しない．しかし，現実的な判断能力が低下して，深く考えずに必要な治療を拒絶してしまったり，自分の躁的な行動がトラブルを引き起こすことを理解できなかったりする場合は，本人の安全や社会的立場を守るために，精神科への入院が必要となる．

Key Word

ファミリーサポートセンター

市町村が設立運営する組織で，会員間での子育ての相互援助活動を支援，調整している．保護者が病気や急用のとき，一時的に子どもを預かるなどのサポートが行われる．

薬指導を行っていくこともできます．気分安定薬は何を使う予定ですか？

精神科医 オランザピンはどうでしょう？

薬剤師 鎮静作用が強い薬ですよね．落ち着いて休養をとっていただくには，ちょうどいいかもしれません．

産科医 母体への影響はありますか？

薬剤師 副作用で高血糖が生じることがあります．妊娠中は糖尿病も起こりやすいですよね．この患者さんは大丈夫ですか？

産科医 それは大丈夫です．胎児への影響はどうでしょうか？

薬剤師 薬剤は胎盤を通過しますから，出産後に過鎮静，錐体外路症状，離脱症状が生じる恐れがあります．

助産師 前もって新生児科の先生に連絡しておいたほうがいいですね．

精神科医 一応，私から薬のリスクの説明は行いましたが，できれば産科の先生，新生児科の先生からの説明もあった方が良いと思います．

産科医 いろいろとありがとうございます．ただ，薬の治療のことはよく分かりましたが，やはり一般病棟での管理はリスクがあり，今回の入院の主治医としては，できれば転院の方向で考えたいです．

精神科医 確かにそれもよく分かります．今のところ，患者さん本人も夫も薬物療法に納得されていますが，今後のことは分かりません．転院調整も含めて，ソーシャルワーカーさんに動いていただいています．

産科医 とにかく，あらゆる可能性を考えながら，出来ることをやっていきましょう．場合によっては，早産のリスクが落ち着いて自宅退院ということもあり得るわけですから．

助産師 それまでは，出来る限り病棟で治療環境を整えていきましょう．

経 過

オランザピン5mg／日を開始し，患者の躁症状は多少落ち着いたものの，多弁で落ち着かない傾向は続いており，病棟スタッフが患者の長話に付き合わなければならないこともたびたびあった．オランザピンの増量について本人や夫と相談したところ，精神科病棟に入院することで，少しでも精神面が安定しやすい環境が得られ，薬物療法も最小限に抑えられるなら，転院を希望したいという意見であった．精神科病棟のある大学病院が受け入れ可能とのことであり，転院して切迫早産と双極性障害の治療を継続する方針となった．産科病棟と精神科病棟のどちらに入院するかは，同病院の精神科医と産科医が診察した上で，あらためて判断するとのことであった．

6 産後うつ病と双極性障害

研修医×精神科医

研修医 結局，患者さんは転院することになったんですね．

精神科医 当院で，なんとか治療を継続できるのではないかと思ったのですが．でも，本人も家族も転院を希望され，幸い，先方の大学病院も受け入れ可能ということで，結果的にはそれで良かったのではないかと思います．

研修医 先生，お疲れさまでした．転院の判断というのは難しいものですね．ところで話は変わりますが，「双極性スペクトラム障害」って何ですか？

精神科医 ざっくり言うと，「双極性障害の診断を十分に満たすほどの明確な躁症状はないけれど，双極性障害の仲間として理解するほうが適切と考えられるうつ病」という感じでしょうか（表3-6）[3]．

研修医 なるほど．

精神科医 外来で診察していたときは，まだ「双極性スペクトラム障害」の範囲だったと思うのですが，入院した後は明確に「双極性障害」と診断できる状態でした．そもそも，産後うつ病は双極性障害の危険因子と言われていて[4]，さらに，産後すぐに発症した精神障害は双極性障害に移行しやすいという大規模調査の結

表3-6 双極性スペクトラム障害

A 大うつ病エピソードがある
B 自生的な躁病，軽躁病エピソードがない
C ・第一度親族に双極性障害の家族歴がある
・抗うつ薬によって誘発された躁病，軽躁病エピソードがある
D ・発揚性人格
・大うつ病エピソードの反復（3回以上）
・短期の大うつ病エピソード（平均3ヵ月未満）
・非定型うつ病の症状（気分の反応性，鉛様麻痺，過眠，過食）
・精神病性うつ病
・早期発症の大うつ病エピソード（25歳未満）
・産後うつ病
・抗うつ薬の効果減弱（wear off）
・3種類以上の抗うつ薬治療で無反応

A，Bは必須．Cが0項目＋Dが6項目以上，Cが1項目＋Dが2項目以上またはCが2項目＋Dが1項目以上で双極性スペクトラム障害と診断する．

（文献3より著者作成）

果もあります[5,6]．最初から躁状態が現れる可能性を念頭に置いていれば，早めに気分安定薬の治療に切り替えることもでき，抑うつ症状が長引くことも，躁状態になることも防げたかもしれません．助産師さんに指摘されるまでうつ病の診断しか頭になく対応が後手になってしまい，患者さんや産科の先生方に余計な負担を強いることになってしまいました．本当に申し訳ないです．

[研修医] まあまあ，そんな落ち込まないでください．いろいろな職種のスタッフが協力しあって，なんとかここまでやってこれたんですから．あとは大学病院の先生方に頑張っていただきましょう．

（安田 貴昭）

引用文献

1) Jones KL, et al: Pattern of malformations in the children of women treated with carbamazepine during pregnancy. N Engl J Med, 320: 1661-1666, 1989.
2) Kaneko S, et al: Teratogenicity of antiepileptic drugs: analysis of possible risk factors. Epilepsia, 29: 459-467, 1988.
3) Ghaemi SN, et al: The bipolar spectrum and the antidepressant view of the world. J Psychiatr Pract 7: 287-297, 2001.
4) Sharma V, et al: Missed bipolarity and psychiatric comorbidity in women with postpartum depression. Bipolar Disord, 10: 742-747, 2008.
5) Azorin JM, et al: Identifying features of bipolarity in patients with first-episode postpartum depression: findings from the international BRIDGE study. J Affect Disord, 136: 710-715, 2012.
6) Munk-Olsen T, et al: Psychiatric disorders with postpartum onset: possible early manifestations of bipolar affective disorders. Arch Gen Psychiatry, 69: 428-434, 2012.

III 事例で読み解く周産期メンタルヘルス＜産後編＞

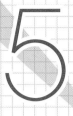

ボンディング障害

　母親が赤ちゃんに抱く「愛しくかわいい，守ってあげたい」という気持ちは，母子間の情緒的な相互作用を促し，また毎日の育児行動にとっても大切である．一方，望まない妊娠・出産後も，実際に赤ちゃんがかわいいと思えなかったり，赤ちゃんに怒りさえ感じたりする母親もいる．このような状況の母親では育児が苦痛になり苛立ち，子どもの健やかな育ちが危惧され，ボンディング障害として説明される．本症例では，周産期医療や母子保健に携わる助産師，保健師，小児科医師と精神科医師のクロストークを交えながら，ボンディング障害の理解を深め，母親の状態についての適切な評価や母子のケアについて解説する．

【年齢】20代後半
【妊娠歴】初産
【生育歴】
　第1子として出生．両親の仲が悪く，しつけの厳しい母親に養育された．3歳下の弟が生まれてからは，さらに女の子としての振る舞いについて細かく注意された．X－13歳で両親は離婚，その後父親とは会っていない．小学校入学前までは，本人だけ母方の祖父母に養育された．幼い頃から一貫して成績は上位であったが，母親から褒められた経験はない．
　短大卒業後，大手企業に就職した．性格は完璧主義で，仕事も良く出来たが，親しい同僚は出来なかった．X－1歳で結婚し，すぐに予定外の妊娠．出産ぎりぎりまで働いて会社は辞めた．無事出産はしたものの，本人が赤ちゃんに微笑みかけたり，優しく抱いたりすることがないことに助産師が気付いた．そのため，精神科に受診させた方が良いかなど，この母親の現在の評価について，院内で行っている産科と精神科スタッフとの合同カンファレンスで検討が行われた．

1 ボンディング障害とは

助産師×精神科医×心理士×産科医

助産師 出産後の数日間，病棟でこの母親の赤ちゃんのケアを見ていて気になることがあります．授乳も沐浴も助産師のアドバイスに従ってその通り行っているのですが，子どもが無事生まれたのに，嬉しそうでもないし，赤ちゃんに微笑みかけたりしません．このような母親は，精神医学的にはどのように説明されるのですか？

精神科医 周産期や乳幼児に関わる精神科医は，母親が赤ちゃんに対して何ら特別な感情を抱けなかったり，赤ちゃんを憎んだり拒絶する問題にずっと以前から気付いていました．しかし，この問題は，特別な疾病概念にはそぐわないために，精神疾患の診断名としては，いまだに確立されてはおらず，認識もされていないのです．

母親は，赤ちゃんにわが子としての温かくて特別な絆を感じると，赤ちゃんに微笑みかけ，赤ちゃんと一緒にいることやケアをすることが嬉しくなります．しかし，ご質問のような母親は，ボンディング障害という概念でBrockingtonらにより説明されています．そして，母親が抱くこのような感情は支援の対象ともなる苦しいものであり，精神医学的にも，独立した一つの重要な診断カテゴリとしてあるべきだと提唱されてきました．ただし，「ボンディング」は，お母さんが赤ちゃんに抱く気持ちを表す，非専門的な一般用語なのです．そこで，専門家の中では，母子の関係性の障害という言葉で説明をされることもありました．しかし母子の関係性では，母親が赤ちゃんへ示す気持ちや態度と，赤ちゃんが母親に対し気持ちの安心を求めて示すサインや行動の両方が，相互に作用しています．つまり，母子の関係性は，母親の子どもへの気持ちや態度だけで構成されるわけではありませんので，この用語をボンディングと同等には用いることができないでしょう．

また，赤ちゃんに愛おしい気持ちが湧かず，怒りの気持ちが強いということは，不適切な養育や虐待行動につながるかもしれませんが，一方で，そのような母親が皆，赤ちゃんの世話を実際にしなかったり，叩いたりしてしまったりするわけではありません．このような背景から，Brockingtonらは，ボンディング障害を，母親の気持ちの面をより明確に表現する言葉に置き

> **Key Word**
> ボンディング
> 母親の赤ちゃんに対する情緒的な絆のこと．

換え，最近では，母親がわが子に対して抱く"情緒的な拒絶"という言葉で説明するようになりました[1-3]．

しかし，このケースについては，長年使われているボンディング障害という言葉を使って説明していきましょう．

助産師　ありがとうございます．母親の気持ちにはいろいろあると思いますが，もう少し具体的に教えてください．

精神科医　では，まず，母親に期待される赤ちゃんへの気持ちや態度を見てみましょう．産後，多くの母親は，赤ちゃんを愛しい，身近で特別なわが子，赤ちゃんと一緒にいたい，嬉しい，守ってあげたいという気持ちになります．そのような気持ちがあると，赤ちゃんに触れたりあやしたり，嬉しそうに赤ちゃんと長く見つめ合ったり，微笑みかけたりします．また，赤ちゃんが泣くと近寄って抱っこしたり，赤ちゃんの要求を受け止めたり理解しようとします．

心理士　私たちは未熟児を出産されて，母子分離を余儀なくされている母親たちと病棟で心理面接を行っていますが，確かに，病棟でよく見受けられる母親の様子ですね．では，母親が赤ちゃんにどのような気持ちを抱いたり行動したりするときにボンディング障害として注意して見ていけばいいのでしょうか？母親のこのような心理的側面について，もう少し教えてください．

精神科医　今説明したような，自分の赤ちゃんに愛情や慈しみの感情が湧かないと，子どもを守ってあげたいという感情が弱くなり，育児に影響が出ます．赤ちゃんに対してイライラしたり，敵意さえ感じたりすることがあります．また，赤ちゃんを傷付けたい衝動や，赤ちゃんがいなくなって欲しいという望みさえ抱くこともあるのです．

助産師　分かりました．この母親もボンディング障害の可能性があるということですね．しかし，ボンディング障害ではない母親との線引きはどのようにするのですか？

精神科医　現在，精神科診断で用いられているICD-10やDSM-5などの診断カテゴリーでは取り上げられていませんが，Brockingtonらは，ボンディング障害についてMEMO 8のようなカテゴリーで記述しています[2]．先ほど述べたような，母親に期待される赤ちゃんへの情緒的な気持ちの現れが遅れたり，矛盾したり，欠損する障害，赤ちゃんへの拒絶が見られる障害，さらに加えて，赤ちゃんに対する不安の障害と赤ちゃんに対する病的な怒りを抱く障害に分類をしています．また，Brockingtonらは，これらの分類カテゴリーの基準についても述べています（MEMO 8）．

MEMO 8 ボンディング障害の分類カテゴリー

赤ちゃんへの情緒的な気持ちの現れの遅れや欠損の障害

赤ちゃんに対して何も感じない，身近に思えない，自分の子どもではないように感じる，母親ではなくベビーシッターのように感じる．このような感情が1週間以上続き，苦しいためサポートや治療を求めている．

赤ちゃんについての不安の障害

赤ちゃんと2人だけになると不安になる．その不安が高じると赤ちゃんへの接触が減る．

赤ちゃんに対する病的な怒り

赤ちゃんへの声掛けが荒くなったり，赤ちゃんを怒鳴ったり，喚き散らしたり罵ったりすることが一度ならず見られる．このようにしなければ自分の怒りが収まらない．さらには，赤ちゃんを傷付けたい（投げつけたり，揺さぶったりなど）という衝動に駆られる．さらには，実際にゆりかごを荒く揺さぶったりなどして虐待の兆候を示す．

赤ちゃんへの拒絶が見られる障害

子どもへのポジティブな気持ちが全く欠けている上に，短期間でもいいから赤ちゃんから離れたいと思っている．さらには，赤ちゃんを嫌い，憎んでおり，「この子が死産であったら良かったのに」とか「この子のために私の人生は台無しになった」と感じている．さらに，赤ちゃんがずっといなくなって育児から永遠に解放されたいとか，赤ちゃんが盗まれたり突然死していなくなればいいと願っている．

（文献1，3，4より引用）

[産科医] この基準があると具体的に分かりやすいですね．このようなボンディング障害は，どのくらいの母親にみられるのですか？また，ボンディング障害と思われたら，ただちに精神科への受診を促してご紹介した方が良いのでしょうか？

[精神科医] ボンディング障害は，皆さんが思っているより多いのです．すべての母親が，出産直後から赤ちゃんに対して温かい気持ちを抱き，育児を楽しんでいるわけではありません．Robsonらによると，54人の初産の母親について調べていますが，約3割の母親は，最初に接触した時に赤ちゃんに対して何も感じなかったと報告しています[5]．7％はネガティブな感情を抱き，赤ちゃんを見るのも嫌でよそに連れていってほしいと感じていました．つまり，ポジティブな感情を抱いていない母親がいるということを，周産期のスタッフは認識しておくことが大事です．

しかし，ただちに紹介することはありません．精神科へは，母親自身が，睡眠をはじめその他の日常内での生活機能に影響するような精神症状が出現した時にご紹介いただくと良いと考えます．それまでは，助産師さんの観察と母子を含めたケアが最も適した処置と言えるでしょう．

助産師 分かりました．しかし，日々の忙しい臨床の中で，私たちはどのようにして，この母親がボンディング障害だということを見つければよいでしょうか？何か良い方法がありますか？

精神科医 はい．ボンディング障害については，質問紙が開発されています．忙しい日々の臨床や健診では，いくつかの質問紙が実際に使われており，代表的なもので日本語にも訳されているものには Mother-to-Infant Bonding Scale（MIBS）[6,7] と Postpartum Bonding Questionnaire（PBQ）[8,9] があります．MIBS の日本語版については「赤ちゃんへの気持ち質問票」として開発されています（表3-7）．

助産師 このような質問紙があるのは便利ですね．周産期スタッフ間で普及すると良いですね．これを産科医師との間でも共有します．

精神科医 質問紙があると短時間で母親の気持ちを把握でき，また，周産期の多領域のスタッフ間で共有できますね．さらに，母親の気

表3-7 赤ちゃんへの気持ち質問票

あなたの赤ちゃんについてどのように感じていますか．
下にあげているそれぞれについて，今のあなたの気持ちにいちばん近いと感じられる表現に○をつけてください．

	ほとんどいつも強く感じる	たまに強くそう感じる	たまに少しそう感じる	全然そう感じない
1. 赤ちゃんを愛しいと感じる．				
2. 赤ちゃんのためにしないといけないことがあるのに，おろおろしてどうしていいかわからない時がある．				
3. 赤ちゃんのことが腹立たしくいやになる．				
4. 赤ちゃんに対して何も特別な気持ちが湧かない．				
5. 赤ちゃんに対して怒りがこみあげる．				
6. 赤ちゃんの世話を楽しみながらしている．				
7. こんな子でなかったらなあと思う．				
8. 赤ちゃんを守ってあげたいと感じる．				
9. この子がいなかったらなあと思う．				
10. 赤ちゃんをとても身近に感じる．				

各項目 0, 1, 2, 3 点で評価する．項目 1, 6, 8, 10 では左から 0, 1, 2, 3 点，その他の項目では左から 3, 2, 1, 0 点となり，合計は 0～30 点となる．

持ちの変化についても質問紙を使って評価できます．助産師さんや保健師さんに対して，実際の使用法マニュアルなどを使ってトレーニングが行われ，普及しています[10]．

> **Key Word**
> アプガースコア
> → p.58 参照．

> **Key Word**
> EPDS
> → p.33 参照．

経過

　赤ちゃんは在胎39週，出生体重2,800g，アプガースコア9点（1分）で出生し，母乳栄養で順調に経過していた．産後6日目に母親は退院予定のところ，赤ちゃんの黄疸が強くなり，小児科へ診察を依頼した．血液検査結果から光線療法を行うことになった．母親の希望もあり，母親は先に退院した．翌日は，母親は搾乳して母乳を持って面会に訪れ，小児科医から赤ちゃんの経過について説明を聞いた．しかし，母親は終始疲れた表情をしていた．助産師は，母親が，赤ちゃんを抱っこしたり，おっぱいをふくませたりしている間も，表情が緩むことなく険しいことを心配した．赤ちゃんを光線治療に戻した後，助産師は母親に体調について尋ねた．おっぱいのケアや赤ちゃんの世話についての説明に加え，自宅での母親の生活状況についても話し合った．妊娠中から一緒に住むことになった姑が，育児の手伝いをしてくれるとのことであった．そして助産師は，エジンバラ産後うつ病自己評価票（Edinburgh Postnatal Depression Scale；EPDS）と赤ちゃんへの気持ち質問票に記入してもらった．EPDSは18点，赤ちゃんへの気持ち質問票は20点であった．

　退院後は，地域の保健師（母子保健担当）が母子訪問をして，育児の相談に乗ってくれることも伝えた．光線療法は24時間で終了し，その後のビリルビン値の再上昇も認めず，全身状態，哺乳力も良好だった．8日目に赤ちゃんは退院した．母親の了承を得て，訪問保健師と情報交換を行った．産後2週間目に，助産師外来と赤ちゃんの小児科診察のために，姑と母子の3人で来院した．助産師外来では，母親はひどく疲れた様子であり，表情も硬く，母乳が足りないのではないかという心配をしきりに訴えた．育児に慣れたかという質問に対して，母親は突然涙ぐみ身体の疲れも訴えた．小児科外来では，赤ちゃんの発育は良好であり，母乳は足りていて，黄疸の心配もないことが説明された．この間ずっと，赤ちゃんは姑が抱いていて，母親は赤ちゃんに触れたり，視線を向けたりすることがなかった．この状況から，助産師と小児科医は，院内の精神科医，地域の訪問保健師を交えたカンファレンスを開いて母親への育児支援を検討した．この後すぐに，保健師による母子訪問が予定された．

2 ボンディング障害と産後うつ病との関連

 助産師×精神科医×保健師×小児科医

助産師 この母親は産後うつ病でしょうか？産後うつ病について教えてください．

精神科医 この母親の様子には，産後うつ病の症状に当てはまるものがありますね．産後うつ病の母親の症状の主体は気分の障害（抑うつ）であるので，この母親のように涙ぐむことがよく見られます．また，産後うつ病の母親は，表情が暗く，意欲や集中力も低下し，睡眠が障害され食欲の低下もみられます．このような状態になると，育児が思うように出来ないので，母親としての自責の念に駆られたり，重症になると自殺を考えたり赤ちゃんと一緒に死んでしまいたいと思うようになります．また，無事な出産の後でも嬉しい気持ちにならず，赤ちゃんが泣くとどうして良いか分からず戸惑います．さらに，赤ちゃんへの関心より自分の感情や心配にとらわれているため，赤ちゃんから母親に向けられたサインを見逃し，母子交流は次第に少なくなります．また，この母親のように母乳が足りていないかと訴えたり，赤ちゃんの哺乳力や発育を過剰に心配したりすることもあります．

助産師 この母親の母乳や赤ちゃんに対する心配は，産後うつ病の症状でしょうか？赤ちゃんへの気持ち質問票から，赤ちゃんへの愛しい気持ちが湧かず，怒りすら感じることがあることが分かります．育児への影響が懸念されます．産後うつ病が良くなれば，赤ちゃんへの気持ちも良くなりますか？

精神科医 母親のこの時期での訴えは，産後うつ病の症状としてみて良いと考えます．産後うつ病の母親の赤ちゃんへの気持ちが，ボンディング障害の特徴にも当てはまることはよくあるのです[11]．産後の母親で，抑うつ症状とボンディングの問題の両方が認められる場合に，周囲の人にサポートを求めにくいことが分かっています．つまり，ボンディング障害は，母親が，抑うつ感や育児に悩まされていても，自ら医療機関を受診することを妨げる因子の一つになるのです[12]．そのため，早めに保健福祉センターへの保健師による訪問依頼を行ったことは良かったですね．このような母親には，母子訪問を通じたアウトリーチ型の地域保健活動が重要な意味を持っているのです．

ただし，この母親は，うつ病の発症より前に出産後まもなくわが子への拒絶の気持ちがありました．ですから，ボンディ

障害を単に産後うつ病の症状の一部分とみなすことは有益ではありません．この二つを混同しないようにしましょう．産後うつ病の母親の多くは，子どもを愛おしく思っているのです．今回の母親の場合は，この逆とも言えます．子どもへの気持ちの障害が産後うつ病の発症より先んじて問題となっていますので，ボンディング障害が一次性と考えます．母親の赤ちゃんに対するネガティブな気持ちや態度は，うつ病の重症度にそぐわないこともあります．つまり，うつ病の重症度に比して，赤ちゃんへの気持ちの問題が，より強く出ることもあるのです．また，母親は子どもと離れると子どもへの罪悪感を持つことなく，母親の気持ちはかえって楽になります．留意点としては，うつ病を発症している場合は治療のために専門医への紹介もなされますが，地域の一般人口におけるうつ病を発症していないボンディング障害は，臨床場面より多く見られることです[3]．

助産師 では，産後うつ病のほかに，産後のボンディング障害の発症に関連する要因は何ですか？

精神科医 ボンディング障害は妊娠中から予測できることが多いのです．例えば，「望まない妊娠」は重要なリスク要因です．さらに，「妊娠中の胎児への気持ち」を調べると，胎児への否定的な気持ちは，出産後のボンディング障害に関連していると報告されていますし[13]，胎児への気持ちの結びつきについての質問紙も開発されています[14,15]．また，出産後では，苦痛で不快な出産体験[11]が，リスク要因になることが報告されています．

保健師 ボンディング障害に対する育児支援やケアはどうしたらいいですか？母子訪問の際に気を付けることがありますか？

精神科医 訪問保健師に対して，母親たちが自分の赤ちゃんに対するネガティブな気持ちや拒絶的な態度を，批判されることなく率直に表現できるように接することが重要です．まずは，母親のありのままの気持ちをゆっくりと共感的に聞くことです．先ほど紹介した「赤ちゃんへの気持ち質問票」などを利用して，母親が記入した項目についてさらに具体的な話をしてもらうといいですね．訪問保健師は，EPDSだけではなく，この質問票も合わせて使うことで，母親のことをより理解することができます．その上で，母子関係を訪問時によく観察してください．ところで，小児科ではどのようなフォローをしますか？

小児科医 黄疸治療をしたので，1ヵ月までに数回，赤ちゃんを診察し，母親と会うことができました．次は1ヵ月健診，その後はおそらく，予防接種で定期的に小児科を訪れるでしょう．このよう

な育児において懸念される母子の場合，小児科医としても，赤ちゃんの外表の観察，体重の増減，黄疸や貧血，筋緊張の程度，精神運動発達について丁寧に見る必要があります．ボンディングの問題と関連して，特に注意すべき点はありますか？

精神科医　ボンディング形成には，赤ちゃん側の要素も関連しています．赤ちゃんの母親への活発な働きかけやアイコンタクトやスマイルは，母親のボンディングを促進すると言われています．一方，赤ちゃんの気難しい気質，身体的な疾患（先天奇形や，自宅での看護や継続的な治療を要する新生児疾患など），低出生体重児，発達の遅れなどは，ボンディング障害のリスク要因になります[3]．赤ちゃんの状態や疾患の重症度をよく評価し，ケアや治療が及ぼす母親への負担の程度を把握し，適切な育児の助言と支援をしてもらうことが役に立つでしょう．

小児科医　臨床的に，ボンディング障害に対する積極的な治療はどのようなものでしょうか？

精神科医　ボンディング障害の治療の最終的に目指すところは，母親が子どもと一緒にいて楽しいと思える実感を抱いてもらうことです．また，その実感を積み重ね，長い間子どもと一緒に苦痛なく過ごすことができるようにすることです．そのため，母親がこの治療の目指すところを本当に望んでいるかどうかを確認する必要があります．全く望んでいない場合もあります．その場合は，他の養育者を探すことが必要になるでしょう．長期にわたって，母子双方の生活，関係性，子どもの好ましい発達に重大な弊害を与えることが考えられる場合は，母親に過度な苦痛を与える育児を強要しないことです．欧米では，里親や養子縁組もしばしば検討されています．

母親が治療を望んだ場合は，短時間母子と一緒に過ごすことから始めます．実質的な負担となる育児はなるべく周囲の支援者に行ってもらい，赤ちゃんといることのプラスの面を引き出すことにします．ボンディング障害に特化して有効な治療法はまだ確立されていません．産後うつ病やその他の併存症，パーソナリティや，背景要因を総合的に評価し，包括的なケアを行うことが考えられます．例えばBrockingtonは，産後うつ病とボンディング障害の関係を理解するのにとても役に立つ詳細なケースレポートを報告しています．そのケースレポートでは，出産前から重度で繰り返すうつ病に罹患していた母親が産後3年間，産後うつ病は軽快しても，赤ちゃんへの拒絶と病的な怒りを一貫して示していました．産後3年後から3年間，支持的な

心理療法を行い，その後産後うつ病の再発はあったものの，ボンディング障害が見られなくなった過程を詳細に報告しています[16]．つまり，うつ病やその他の精神疾患の治療も大切ですが，ボンディング形成や母子関係性に目を向けた心理的ケアも有効であることを示唆しています．母親がわずかにでも示した赤ちゃんへの気持ちを褒めること，また，治療者が赤ちゃんに対する望ましい働きかけをモデルとして示すことがあります．ボンディング障害の治療を行う場合には，母親の気持ちが良い方向に変わっていくという治療者の楽観的な態度が重要になってきます．

ほかに，これに関する介入方法として報告されているのは，母子相互作用の改善や，低出生体重児のケアに向けて考えられたもので，母親のボンディング形成にも効果をもたらすと思われるものです．例えば，専門的トレーニングを受けた看護スタッフや心理士による母子相互作用への支持的な介入やコーチング，ボディマッサージ[17,18]，発達に関するガイダンスなどがあります[2]．

経過

1ヵ月健診では，まず産科を受診した．母親とともに，姑が赤ちゃんを抱いて訪れた．母親の表情は暗く，前回会ったときよりも痩せたようだった．EPDSは18点であった．赤ちゃんへの気持ち質問票は17点で，得点としてはあまり変化がなかった．しかし，「赤ちゃんのことが腹立たしくいやになる」「赤ちゃんに対して怒りがこみあげる」という項目の得点が，前回（2週間前）に記入したときよりも高くなっており，赤ちゃんへの怒りの気持ちが強まっていることがわかった．また，睡眠が不良で，昼間も疲れているが，ゆっくり横になる気にはなれないことも分かった．

助産師は，母親の辛さに共感を示し，さらに精神科受診を促した．母親も同意したため，産科医師が精神科に紹介状を書いた．幸い，母子の便宜を考慮して，同日院内の精神科を受診することができた．母親は，精神科外来で，産後うつ病に対してセルトラリン50 mg／日による薬物治療を開始することになった．1週間後に薬物療法の効果をみるために再来で診察したところ，すぐに睡眠は少し改善されていた．そこで，セルトラリン25 mg／日を追加して1週間，さらに頭痛や嘔気などがなければさらに25mg／日を追加して合計100 mg／日で数ヵ月は様子を見ていくという治療計画とした．以後，1ヵ月に1回の精神科受診とした．うつ病の症状は，出産後

6〜7ヵ月頃から軽快した．それに伴い，家事やオムツ換えなど赤ちゃんの実際の世話はよくできるようになった．しかし，赤ちゃんへの気持ちについては変化がなかった．

小児科診察では，子どもの発育・発達に問題を認めなかった．母親は「夜泣きがひどい．そのせいで眠れない」「やっと泣き止んだと思ってベッドに寝かせるとすぐに泣く」と訴えた．「姑に言われたが，妊娠中の自分の食生活が悪かったのが原因か？」とも尋ねられた．小児科医は，妊娠中の食生活とは関係がないことを説明した．小児科看護師は，生後2ヵ月頃からの予防接種について，母親と細かく相談しスケジュールを組んだ．

訪問保健師は自宅訪問を行った．身の回りはいつも整っていた．姑がいないとき，母親は姑への不満も打ち明けた．妊娠中からいったいどんな子どもが生まれるのかと，不安でたまらなかったという．妊娠の喜びは感じられず，出産のためにキャリアを失ってしまったことへの喪失感の方が強かった．姑は，赤ちゃんがひどく泣いて落ち着かないとき，母親の性格，生い立ち，母親の実家の両親の育て方を批判し，そのせいで気難しい子どもが生まれたのだと愚痴を言うので，母親はいつも責められた気持ちに陥った．夫は，妻の気持ちには無頓着であった．「赤ちゃんは姑に取られた感じで，赤ちゃんを見てもかわいいと思えず，自分の子ではない感じがする」と話した．

保健師の訪問は産後1年続いた．母親の服薬は，産後1年頃には軽減・中止となっていた．しかし，赤ちゃんの世話はよくできてはいるものの，赤ちゃんをかわいいと感じないとの訴えは続いた．

3 サポートの実践

  助産師×精神科医×訪問保健師×小児科医

助産師 EPDSの合計点が高いときは，抑うつの症状について具体的に把握したり確認するようにしていますが，赤ちゃんの気持ち質問票の点数が高い場合は，どうすればいいのでしょうか？

精神科医 赤ちゃんへの気持ち質問票の合計点が高いほど，母親は子どもに対して何らかの否定的な気持ちを抱いていることを示しています．10項目ありますが，おおむね「赤ちゃんへの愛しい気持ちが感じられない」と，「赤ちゃんへの怒りの気持ち」の二つの要素が重要だと考えられます[7]．

[助産師] そうですか．この母親は，実は10項目のうち，最初（出産6日目）から「赤ちゃんへの愛しい気持ちが感じられない」ことに関する項目がどれも高得点でした．赤ちゃんが退院して，一緒に暮らすようになってから，質問3「腹立たしくいやになる」や，質問5「赤ちゃんに対して怒りがこみあげる」という項目の得点が高くなってきたのです．

[精神科医] この質問項目を糸口に，母親の気持ちを傾聴し，それが実際の育児の態度や行動にどのように反映されているかを把握しましょう．例えばこの母親の場合は，出産直後から，赤ちゃんへの愛しい気持ちが湧かず，赤ちゃんの世話も楽しめなかったのですね．うつ病の症状で赤ちゃんの世話が楽しめなかったり，どうしていいか分からず混乱することはありますが，そうでない場合もあります．また，赤ちゃんの世話が辛いと感じる場合，その心理的背景について尋ねます．夫や姑，自分の実母との関係などが関連していることもあります．わが子との情緒的な絆（ボンディング）を形成するのに時間がかかる母親もいます．ある特別な場面であれば，かわいいと思えるときがあるかどうかについて聞いてみます．

また，赤ちゃんが退院して，自宅での育児が始まってから得点が上がってきた質問3と5は，赤ちゃんに対する怒りの気持ちです．そのような気持ちが，最近であればいつあったのか，毎日なのかそうでないのかを母親に聞いてみましょう．また，具体的にはどんなときに，赤ちゃんに対してどんな気持ちが湧くのかを質問します．怒りの気持ちを持ちながら赤ちゃんの世話をするのは辛いことです．その心理的な負担を推測し，ストレスの処理方法について一緒に考えます．怒りの感情のために，赤ちゃんに対する危険な行為を考えたり行ったりしたことを母親が打ち明けてくれたら，それを受け止め，今度そのような気持ちに至ったときにはどうすべきかについて，よく相談します．非常に強い怒りの気持ちが湧いたときには，気持ちが落ち着くまで母親が赤ちゃんと離れることのできるサポート体制を作っておくことも必要でしょう．

[保健師] 病院助産師から，質問票の得点について連絡を受けていたので，赤ちゃんの世話についての相談に乗りながら，母親の気持ちについて尋ねることができました．1ヵ月健診までは，多くの場合，母親は助産師のところに定期的に行きますが，その後はどうしましょう？

[小児科医] 赤ちゃんの方は，予防接種や乳児健診で定期的に受診するチャ

ンスがあります．小児科診療の合間には，母親からたくさんのお話を聞くことは出来ないかもしれませんが，予防接種の待ち時間に，質問票に記入してもらうことは出来ます．訪問保健師とは，連絡を取り合うことができるようにしておきましょう．また，赤ちゃんの今後の発達，特に認知面のほかに，情緒面や行動面についても，注意して見ておく必要があります．これは，生後早期の母子相互作用が，子どものアタッチメント形成に関係したり，その後の情緒や行動の制御能力に関係したりするからですが，その一方で，そのような発達の難しさを持つ子どもの特徴はまた，母親の育児負担を増やし，母子関係の問題を遷延させる要因にもなるからです．このような悪循環を少しでも緩和するためには，発達について丁寧に評価し，育児へのアドバイスができることが必要です．

精神科医 そうですね．私たちがそれぞれの領域で受け持つ役割を分担すると同時に，母子双方がいい状態になるまで，ここで検討されたような実際の連携を継続していきましょう．

4 おわりに

　周産期のメンタルケアの重要性とケアについては，産後うつ病研究から始まり母子相互関係への影響などについて多くの知見を得て，産後の母親のケアと育児支援の観点から研究が継続された．これらの研究を通じて，出産後のうつ病やボンディング障害をきたす要因は妊娠中からすでに把握できることが分かった．また，ボンディング障害への介入や，児童福祉の面から危惧される子どもへの虐待の予防について取り組む場合は，赤ちゃんが成人して次世代の親になるまで，ライフサイクルを通じて見られる母子間の相互作用の問題の悪循環の連鎖を断ち切る視点が重要視された．

　今後の動向としては，産後うつ病およびボンディング障害のリスク要因を妊娠中から把握し，多職種により各ケースに合った早期支援を始めることが重要である．妊婦から産後の母親の心身の健康と育児，赤ちゃんのより良い育ちを目指して，母親の精神面の評価とケアを行う場合は，産科から小児科，地域行政など，多機関の専門スタッフが広く関与し，またその引き継ぎには，十分なのりしろを取って連携を繋ぐ．特に，周産期の世代間伝達の問題に取り組むにはこのような連携と支援が必要である．例えば，10代の妊婦はドメスティックバイオレンスの被害も高く，虐待の連鎖の問題も注意しておかねばならない．これらは今後の特定妊婦（→ p.99）への妊娠中からの対応の中にも取り入れられるべき課

MEMO 9 行政（母子保健・児童福祉）の最近の動向

「健やか親子21」は母子保健の取り組みを推進する国民運動計画であり，21世紀の母子保健の主要な取り組みを提示するビジョンである．2015年度から「健やか親子（第2次）」がスタートしているが，ここでは「妊娠期からの児童虐待防止対策」と「育てにくさを感じる親に寄り添う支援」の2つを重点課題としている．育てにくさの親の背景の一つとして親のメンタルヘルスがある．現在，市町村の約半数でEPDSを取り入れられた支援を行っているが，10年後の目標として，全市町村でEPDSが9点以上の人に対する支援体制を構築することを掲げている．

2015年8月，社会保障審議会児童部会の専門委員会で，児童虐待防止対策における当面の課題と施策の方向性について，大きく9つの項目でまとめられた．虐待防止対策の1つめに，「妊娠期からの切れ目のない支援」として，特定妊婦（特に支援が必要な妊婦）を確実に把握して，医療機関から市町村へ情報を繋げる工夫を行っていくことが重要とされている．また，日本産科婦人科学会・日本産婦人科医会が「産科診療ガイドライン改訂版」に妊婦のメンタルヘルスケアについての健診項目を記載する方針であることが示され，医療・保健・福祉の連携強化が必要であるとされている．

2015年11月の「児童虐待死亡事例第11次死亡事例検証報告」では，精神疾患のある養育者を支援する場合に，支援者が精神疾患を十分理解して養育者自身の病状や養育状況について的確に把握しながら継続支援を行うことが重要であることが述べられている．

EPDSは医療機関だけではなく市町村でも普及しているが，その結果を適切に判断し必要な支援や迅速な対応に結び付けるために，支援者の技術力向上と，関係機関の連携体制の整備に努めることが，現在大きな課題となっている．

題である．例えば，産後の子育てが明らかに困難であろう心理社会因子が重複していたり，妊娠中に出産・育児について無関心な態度や妊娠そのものを否定したり拒絶している妊婦がいる．そのような場合，助産師が中心となって妊婦に出産まで寄り添い，必要に応じて出産前から地域の訪問保健師への連絡がスムーズに行えると良い（MEMO 9）．

社会的に不利な家庭の子どもを対象にした予防的介入プログラムもある．子どもの誕生から1～2年間の家庭訪問による母親の育児支援を行うOldsらの方法，英国での幼児のためのSure Startなどの大規模な予防プログラムである[19]．周産期の母子の支援はより良い次世代の育成に繋がる．わが国でもこれらのプログラムの要素を取り入れた，包括的な育児支援の取り組みが望まれる．

（吉田 敬子，山下 洋，錦井 友美，鈴宮 寛子）

引用文献

1) Brockington 著, 吉田敬子訳：母子間のボンディング形成の障害の診断学的意義. 精神科診断学, 14: 7-17, 2003.
2) Brockington IF, et al: Severe disorders of the mother-infant relationship: definitions and frequency. Arch Womens Ment Health, 9: 243-251, 2006.
3) Brockington IF: Maternal rejection of the young child: present status of the clinical syndrome. Psychopathology, 44: 329-336, 2011.
4) Brockington IF, et al: The Postpartum Bonding Questionnaire: a validation. Arch Womens Ment Health, 9: 233-242, 2006.
5) Robson KS, et al: Patterns and determinants of maternal attachment. J Pediatr, 77: 976-985, 1970.
6) Bienfait M, et al: Pertinence of the self-report mother-to-infant bonding scale in the neonatal unit of a maternity ward. Early Hum Dev, 87: 281-287, 2011.
7) Yoshida K, et al: A Japanese version of Mother-to-Infant Bonding Scale: factor structure, longitudinal changes and links with maternal mood during the early postnatal period in Japanese mothers. Arch Womens Ment Health, 15: 343-352, 2012.
8) Kaneko H, et al: The psychometric properties and factor structure of the postpartum bonding questionnaire in Japanese mothers. Psychology, 5: 1135-1142, 2014.
9) Suetsugu Y, et al: The Japanese version of the postpartum bonding questionnaire: examination of the reliability, validity, and scale structure. J Psychosom Res, 79: 55-61, 2015.
10) 吉田敬子監：産後の母親と家族のメンタルヘルス－自己記入式質問票を活用した育児支援マニュアル－. 母子保健事業団, 2005.
11) Kumar RC: "Anybody's child": severe disorders of mother-infant bonding. Br J Psychiatry, 171, 175-181, 1997.
12) Kitamura T, et al: Seeking medical support for depression after the childbirth: A Study of Japanese community mothers of 3-month-old babies. Open Womens Health J, 3: 1-4, 2009.
13) Müller ME: Prenatal and postnatal attachment: a modest correlation. J Obstet Gynecol Neonatal Nurs, 25: 161-166, 1996.
14) Müller ME: Development of the prenatal attachment inventory. West J Nurs Res, 15: 199-215, 1993.
15) Cranley MS: Development of a tool for the measurement of maternal attachment during pregnancy. Nurs Res, 30: 281-284, 1981.
16) Brockington IF, et al: Rejection of a child by his mother successfully treated after three years. Br J Psychiatry, 145: 316-318, 1984.
17) Field T, et al: Massage therapy for infants of depressed mothers. Infant Behav Devel 19: 107-112, 1996.
18) Onozawa K, et al: Infant massage improves mother–infant interaction for mothers with postnatal depression. J Affect Disord, 63: 201-207, 2001.
19) Olds DL, et al: Programs for parents of infants and toddlers: recent evidence from randomized trials. J Child Psychol and Psychiatry, 48: 355-391, 2007.

III 事例で読み解く周産期メンタルヘルス＜産後編＞

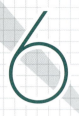

死産経験から発症した悲哀

流産・死産・新生児死亡によって愛する児と死別した親のなかには，悲哀反応が重大な心理的問題となり，日常生活や社会機能に障害が生じているものも少なくない．本項では，死産後に悲哀反応，抑うつ症状がみられた女性との週2回1時間（全10回）のセッション内容とセッション後の精神科医と助産師のクロストークを交え，医療者が理解し，取り組むべき悲哀反応に対するケアについて検討する．

Point 1
悲哀カウンセリングは全部で10回ほどを，出来るだけ短い期間で集中して行うことが推奨されている．ここでは週2回とした．病棟入院中であれば週3回も可能であろう．全体の回数を決めて，患者と約束することも大切である．パーソナリティに複雑な問題を有する事例では，週1回で回数も多いセッションを考慮する．

症例

[年齢] 30代後半
[妊娠歴] 1経妊1経産，2ヵ月前に死産（妊娠7ヵ月）
[既往・家族歴] 特記事項なし
[生活歴] 大学卒業後企業に就職，職場で出会った夫と結婚．妊娠判明後も仕事を続けていた．夫（30代後半）と2人暮らし．
[現病歴]

自然妊娠．望んでいた妊娠で，妊娠が分かったときは夫とともに喜んだ．妊娠18週健診時，胎児心奇形の可能性があると医師から告げられる．妊娠24週健診時に子宮内胎児死亡が確認され，死産に至った．夫婦はトモコ（仮名）と命名した．死産後1ヵ月目に，通院していた病院の助産師外来でフォロー．その後2ヵ月経った時点で，夫から「妻が包丁を手にとって『死ぬしかない！』と大声を上げている」との電話があり，急遽，担当助産師と精神科医（男性：患者とは初対面）が同席で外来面接を行うことになった．

[助産師外来受診時（死産後2ヵ月）：第1回セッション]

「妊娠前から，出産後も仕事を続けようと考えていたので，すぐに職場復帰することにしました．でも，上司から『仕事に集中しろ』と罵声を浴びせられて…それから，その上司の顔を見たり，声を聞いたり……と想像するだけで，息苦しくなって，動悸が止まらなくなってしまったのです．怖くて職場に行けなくなりました．上司の顔つきがなぜか『死産の原因はお前だ』と言っているように見えたのです．本当にそうです．もっと早めに産休を取ればよかったのに，

ギリギリまで仕事をしていた私がトモコを殺したも同じでしょ．毎日の生活も，今後の人生も……もう生きている意味もありません……というより，自分の体の一部がもう死んでいるような感じです．職場の同僚からも遠巻きにされていますし……それで家に帰ると，『死にたい』と言わないと気持ちが落ち着かなくなって……一昨日は，死にたいと家を飛び出して……戻ってきて台所で包丁を……そしたら，夫が止めに来てくれて．退院後からあまり眠れていなかったのですが，最近は特に眠れない日が続いています．食事を摂る気も起きなくて，職場では集中して仕事ができないので，この3週間は欠勤しています．家事も出来なくなって，すぐに疲れるのです．今は主人が会社を休んで家事をしてくれています．でも何もしないでいると，あの時（死産処置）のことが……処置室の風景とか，ベッドの冷たい感覚を思い出して，体が震えてくるのです」

> **Point 2**
> 児と死別した親の多くは，児のことを名前で呼ぶ．名前で呼ぶことは，亡くなった児の存在を忘れないで欲しい，独立した一人の人格であることを認めてもらいたいという親の訴えでもある．医療者が亡くなった児を呼ぶときは，「お子様」「赤ちゃん」という表現ではなく，積極的に名前で呼ぶ．

1　悲哀反応の診断・評価と対応

精神科医×助産師

精神科医：患者様は，まず職場の上司のことから語られ始めましたよね．

助産師：そして，トモコちゃんが亡くなったことを自分が殺したのと同じだと，ご自分のことを責めていらっしゃったのも，特徴的ですね．

精神科医：そうでしたね．他者から自分が非難されるといった被害感情や，お子さんが亡くなったことに対して自分に責任があるといった自責感は，悲哀反応にみられる攻撃性であると言えます．彼女の攻撃性が向かっている相手は職場の上司ですが，そのような攻撃性を向ける先が上司だけとは限りません．

助産師：以前に流産でお子さんを亡くされた方のことを思い出しました．その方は，退院されてからしばらくして，「退院してからの外来で，担当医が私のことをバカにしてきた」と怒って電話をかけていらっしゃいました．これも攻撃性の一つですよね．

精神科医：攻撃性の一つである怒りの感情ですね．また，時にその感情は人間ではなく，社会制度や神に向けられることもあります．被害感情，自責感と同様に方向性はさまざまで，こうした感情は重複して見られます．攻撃性は悲哀における重要な要素であると言えます．

助産師：この患者様の場合は，「生きている意味がない」「自分の一部が死んでいるようだ」と感じられており，同僚から遠巻きにされ

> **Point 3**
> 児を失った親の心性を，攻撃性で理解することができる．攻撃性は周囲の人々（配偶者，友人，医療者など）に直接向かうこともあれば，自己に向かって自責的になることもある．さらに，他者に投影し，他者の攻撃性が患者に向かえば，周囲から非難されていると感じる．

Key Word

複雑性悲嘆障害

悲嘆に関連する症状が強度,長期化しており,社会的機能が障害された状態を複雑性悲嘆(complicated grief)と呼ぶ.病的悲嘆,遷延性悲嘆,外傷性悲嘆など,その呼称と診断基準は研究者によって異なる.

ているという孤独感も見られました.これらも複雑性悲嘆障害の一部ですよね(表3-8).

精神科医 おっしゃる通りです.

助産師 DSM診断ではどうなりますか?

精神科医 DSM-IVでいけば死別反応でしょう.しかし,DSM-5では,少なくともうつ病の診断に該当します.この辺りがDSM-5が批判を受ける一因ですね[3].

助産師 この患者様の例で考えると,職場に行けない,家事が出来ないなどの日常生活・社会機能に障害が生じており,十分にケアが必要な対象であると言えます.また何より,希死念慮が見られていました.

精神科医 そうでしたね.まずは今日のセッション(第1回目セッション)で行ったように,対象者の安全の確保を考えることが第一であると言えます.また,日常生活・社会機能障害に関しては,評価ツールの使用が有効です.評価ツールを用いることで,現在の状態が理解しやすくなるだけでなく,ケア・介入を行ったことで機能がどのくらい改善しているかといった経過を一定に評価することができます.DSM-IVではGlobal Assessment of Functioning(GAF)を用いていましたが,DSM-5ではWHO-DAS 2.0を用いて評価しています(MEMO 10).あれは使いにくいですね.GAFは何点と評価しましたか?

表3-8 複雑性悲嘆障害(complicated grief disorder)の診断基準案

A:以下の4項目のうち3項目以上
1.喪失した関係に関連する自発的な記憶または侵入イメージ
2.亡くなった人の存在を渇望する強い感情
3.強い孤独感または個人的空虚感
4.亡くなった人を探索
B:以下の8項目のうち4項目以上
1.将来の無目的あるいは意味の欠如
2.主観的麻痺,疎隔感,感情反応欠如
3.亡くなった事実を認めるのが困難
4.生活が空虚・無意味
5.自分の一部が死んだ感じ
6.閉じられた世界観
7.死亡した者の症状や行動に関して責任を感ずる
8.死亡についての焦燥感・にがにがしさ・怒り
C:基準Bの症状が2ヵ月以上持続
D:社会的・職業的・重要な領域での機能障害

(文献2より引用)

|助産師| 機能面は，3週間欠勤している・家事を行えていないことなどから，41〜50点の範囲でしょうか．しかし，症状の重症度を考えると，自殺企図があり，一度ではありますが実際の行動にも移しているため，機能面より重症な11〜20点の範囲に該当すると考えます．現在のところ，自己または他者を傷つける危険が「かなり」ではないと判断し，GAF 19点と評価します．

|精神科医| ですよね．GAFは看護方針を決める上でも役に立ちますし，今後の経過を見るときの改善確認に役立つ指標にもなります[4]．ところで，今後のケアの方針を相談しましょう．

|助産師| 私は，まず患者様の怒りの感情を受け止めることが重要だと考えます．この患者様の場合は，自己に向けられた攻撃性が，自身の生命を脅かす状態にあります．また，他者に向く可能性からも，攻撃性に対する心理療法的介入が必要な状態であると判断します．患者様の攻撃性がどこに向いているのかを考えながら，基本的共感で対応していきたいと思います[5]．

|精神科医| そうですね．医療者が怒りの感情を無理に語らせる必要は全くありませんが，攻撃性に関して敏感でいること，怒りそのものは人間の心的状態として，必要な機能を持っていることを認識し[6]，患者さんの怒りの感情を受け止める姿勢でいることは必要だと言えます．基本的共感とプローブを繰り返し行う中で，患者様に「気持ちを分かってもらえた」という感覚を抱いてもらえれば，怒りの感情は軽減し，ご自身のお気持ちを少しずつコントロールできるようになってくるでしょう[7]．

|助産師| 面接の間隔を週に2回と提案したのはどうしてですか？

|精神科医| できれば週に3回，少なくても2回が grief counselling として

> **Key Word**
> **基本的共感**
> クライエントの発言の最も重要な部分を抽出して，それを分かりやすい構造で面接者が返すこと．基本構造はクライエントの経験，行動（思考），感情の順で，クライエントの語りを短い言葉で分かりやすく再現する必要がある．

> **Key Word**
> **プローブ**
> クライエントの置かれた環境や経験・行動・感情などをより深く理解するための情報探索．プローブには，クライエントの発言を促すためのコメント，会話の合間に入れるプロンプト，クライエントに対する質問，クライエントとの会話で焦点を当てたい部分を短く繰り返す強調がある．プローブは効果的に用いられることで，クライエントの語りが促される大変重要な技法である．

MEMO 10　GAFとWHO-DAS2.0

Global Assessment of Functioning（GAF）
DSM-Ⅳの第5軸で機能障害の程度を評価するのに用いられる尺度．1〜100点までのどこかでクライエントを評点する．GAF得点は10点刻みで記載されており，症状の重症度と機能の重症度の2つの面から定義され，症状の重症度と機能の重症度の悪い方（得点の低い方）を優先し評点する．

WHO Disability Assessment Schedule（WHO-DAS2.0）
DSM-5で，世界保健機関（World Health Organization；WHO）が国際生活機能分類（International Classification of Functioning Disability and Health；ICF）を基に開発した健康と障害について評価するツール．生活の6つの領域における生活機能のレベルを測定する．

望ましいと言われています[1]．全体で10回前後とすることも患者様に伝えました．そうすることで，患者様も今後の道筋がつかめたはずです．

> **Point 4**
> 亡くなった児を思い出すことができる品物（写真，エコー画像，手形，足型など）について治療者と語ることは，亡くなった児との体験を共有するものであり，治療の重要ポイントの一つである．

経　過（第2回セッション）

1回目セッションの3日後，2回目のセッションが行われた．セッション前に，前回来院時にも身に付けていたペンダントについて助産師が尋ねると，亡くなった児の写真を入れたペンダントに入れて肌身離さずいつも持ち歩いているのだと話し，その写真を嬉しそうに見せた．そして，精神科医と3名で2回目のセッションを始めた．

「退院してから，主人は家事を手伝ってくれていました．でも，よく考えたらおかしいなと思って．私も働いているのに，以前までは私だけが家事をしていて，主人はほとんど家事をしていなかったのです．主人が家事をするのも当たり前のことですよね．最近，主人の何気ない一言で傷付くことがあります．主人は私の辛さを分かっていない気がします．主人はトモコが生まれた後も，ずっと変わらず眠れていましたし，会社の帰りに飲みに行ったりもしていました．主人は私みたいにトモコのことをほとんど話さないし，思い出して泣くこともありません．それどころか，『自分の好きなことを楽しんだら？』と言ってきました．主人に私の気持ちなんてどうせ分からないのです．主人だけじゃなくて，誰も私の気持ちなんて分からないと思います．姑には，『生まれてきても，元気な子かどうか分からなかったわけだし，次また頑張ればいいじゃない』と言われました．次またって……トモコのことはもうどうでもいいってこと？と思いました．姑は，元気な子どもを産んであげられなかった私のことを，出来ない嫁だと責めているのです」

2　悲哀反応と対処行動の性差

助産師×精神科医

助産師　今回はご主人様とお義母様に対する攻撃性が見られましたね．
精神科医　攻撃性が身近な家族に向けられることはよくあります．家族にとっては本人を励ますための言動が，本人には自分が非難されている，攻撃されていると捉えられ，怒りや被害感情として表れることは非常によくみられることです．

[助産師] ご主人様が患者様におっしゃった「自分の好きなことを楽しんだら?」というのも,患者様のことを思っての発言ですよね.でも,患者様はトモコちゃんのことを話さないし,泣くこともないし…と,ご自身とご主人様の反応が異なる点に,分かってもらえていないと感じられている様子でした.患者様以外にも,ご主人様と亡くなったお子様についてもっと話したいけど話せないなど,ご主人様との違いを訴えられる方は多くいらっしゃいます.この違いはどこから生じているのでしょうか?

[精神科医] 対処行動の性差によるものでしょう.ストレスフルな状況におかれた場合,女性は男性よりもさまざまな対処行動を取る傾向にあります.例えば,女性は他者・自分への言語表出をより多く用い,ストレッサーに対処しようと試みます.一方,男性は無茶な行動をとったりしますね[8].患者様がご主人様よりもトモコちゃんについて話すことや,先ほどの,もっと話し合いたいというのも女性の対処行動の特徴だといえます.また,問題についてより多く考える,周囲に情緒的なサポートを求め[9],専門家の支援を求める[10]といった特徴があります.

[助産師] ケアを提供する側は,男女の対処行動の違いを理解した上で,最適な方法を検討する必要がありますね.女性に対して,セルフヘルプ・グループなどの情報提供をするのも効果的なケアの一つかもしれないですよね.

[精神科医] そうですね.それと,(女性というより)"女性性(femininity)"の高い人ほどうつ病を「こころの病」として認識しやすい傾向があるという報告もあります[11].

[助産師] 患者様のように,流産・死産後に夫が妻をサポートしているご夫婦をよく見かけますが,実際は,父親も子どもを亡くした遺族で,ケアを受ける側なのですよね.父親に対してサポートをすることは当たり前のことなのですが,母親中心のケアになってしまいがちな気がします.

[精神科医] そうですね,なかなか難しいと感じられるかもしれませんが,患者様もご主人様もお義母様も同じ遺族であり,家族中心のケアを考えていく必要があります.母親を中心として,周りの家族はサポートする側となり,母親の状態が安定した頃には,家族の別の誰かがバランスを崩しているという状況をよく目にします.母親同様,父親である夫へのケア,亡くなった子どもの祖父母である実父母・義父母へのケアもわれわれが意識して取り組んでいくべきでしょう.

[助産師] 今後のケアとして,まず患者様とご主人様のお二人にお越し

ただき，お二人にお話しいただくのはどうでしょうか？

精神科医 良いアイデアです．私が「男の気持ちは男でないと分からないですよ」といったアプローチでご主人に接してみましょう．感情を汲むというより，対応検討会といった風にしてみましょう[12,13]．

> **経過**（第4回セッション）
>
> 3回目のセッションは夫と二人で来院し，本人と夫，精神科医，助産師の4人でセッションを実施した後，本人と助産師，夫と精神科医の2組に分かれてのセッションを行った．3回目のセッションでは，夫との関係性に焦点を当てた対人関係療法を実施した．本日，4回目のセッションのため来院した．
>
> 「職場に行けるようになりました．上司と顔を合わせることはありますが，以前のような息苦しさや動悸はなくなりました．症状が出そう…と思ったときには，セッションで教えてもらったように，対処法のメモを見るようにしていて，気持ちを落ち着かせるための行動を取っています．前みたいにパニックになることはなくなりました．あと，日々感じたことや考えたことを日記のように書き出しています．家事も少しずつできるようになってきたので，主人にも仕事に戻ってもらいました」

3 悲哀過程と対人関係の変化

助産師×精神科医

助産師 今日の患者様は今までよりも表情がやわらかく，とても穏やかな口調でお話しされていたように思います．

精神科医 そうでしたね．これまでのセッションでお伝えした方法を積極的に実践しておられ，ご自身でお気持ちをコントロール出来ておられました．また，日々の感情・思考を日記につけているとおっしゃっていましたが，日記をつけることで，自分の気持ちの波を知ることができ，この方法は病的悲嘆障害の治療法としても用いられています[14]．

助産師 一度 GAF で再評価してみようと思います．機能面は職場に行けるようになり，家事も少しずつ行えていることから，51～60点の範囲だと評価します．また，症状の重症度は希死念慮，パニック発作が消失しており，61～70点にも近いと考えます．全体的には GAF 55点と評価し，日常生活・社会機能はかなり

　　　　改善してきていると言えます．

精神科医　不眠や食欲低下といった訴えも聞かれなくなりましたね．3回のセッションは結局，ご主人様と私が単独の面接をしましたが，彼なりの悲嘆を述べられ，お気持ちも随分落ち着かれたようでした．彼は職場に復帰されたようですし，患者様の状態に少し安心されたのではないでしょうか．

助産師　前回はご主人様との関係について焦点を当てましたが，今日の患者様の様子では，ご主人様以外の方との対人関係も改善されているようでした．特定の人との関係が良くなることで，他者との関係も改善されていくものなのでしょうか？

精神科医　対人関係療法は重要他者との現在の関係に焦点を当てて取り組みます．特定の関係を取り扱う中で，対人関係スキルが向上し，対人関係全般の改善も期待されます[15]．この患者様の場合は，ご主人様との関係に焦点を当てたことで，ご本人のコミュニケーションパターンが改善され，上司やお義母様との関係にも変化が見られたのだと言えます．そして残るのは……．

助産師　声を掛けることなく別れたトモコちゃんとの関係ですね．

経　過（第8回目セッション）

　5〜7回目のセッションでは，次第に周囲の者に対する怒りの感情は聞かれなくなり，代わりに自分自身のことを話すようになった．家事も以前と同様に行えており，今は部屋の片付けをすることで気持ちを落ち着かせることができるようになってきたと，自分自身の感情をコントロールする方法を見つけられるようになっている．しかし，亡くなった児に対する思いは語られないまま8回目のセッションを迎えた．

　「トモコのことを考えて泣くことはありますが，向き合えたからこそ泣けるのかな……と思います．今回のことは本当に大変だったし，辛いこともいっぱいあったけど，全てのことに感謝できるようになりました．トモコにも……声を掛けてあげることはできなかったけれど……妊娠中に腹部エコー検査で，立体画像を何回も見せてもらいました．女の子だということも教えられていて，トモコという名前も付けていました．それで，エコーに向かって『トモコちゃん！』と声を掛けて，手を振ったら，画像の中のトモコがニッコリしてくれたことがありました．私の錯覚だとは分かっていますが……でも，私は，トモコが私の声を聞いてくれたって……確信しています．24週間も私のおなかの中にいてくれてありがとう．今は，

そう感じられます．私の，私たちの子どもになってくれて，本当にありがとう．エコーの写真は一生の宝物です．

　それと，周りの人たちに感謝しています．支えてくれた人たちがいるから，今の自分がいると思えて．今までの私は，どちらかというと『自分さえ良かったら，自分さえ幸せだったら良い』という人間でした．でも，トモコのことがあってはじめて，周りの人の苦しさや，悔しさが分かったように思います．普段の行動が変わるとは思いません．でも，心の中は大きく変わりました．トモコには『ママは，自分の娘を失って初めて人の苦しさに気付いたの？』と叱られそうです．でも，支えてくれた人たちのために何か出来ることはないかなと考えたりしています．トモコに笑われないような人生を……（泣き出す）」

4 死別体験からのposttraumatic growth

助産師×精神科医

助産師　患者様，すごく変わられましたよね．一つはトモコちゃんに対する想いを語ってくださいました．今まではトモコちゃんに対する患者様の直接的な想いは聞かれませんでしたよね．

精神科医　そうでしたね．最初は周囲に対する感情を中心に語られていましたよね．トモコちゃんに対しては自責感情のみで，今日のような想いが聞かれたのは初めてでしたね．私が今までに関わった流産・死産を体験された方々も，患者様のように治療が終わる頃になって，ご自身の本当の想いを語ってくださいました．

助産師　私たちが外来や病棟で担当するときには，対象者の本当の想いが何か推測しながらケアを行っていく必要がありますね．

精神科医　それは非常に重要なことですね．ご本人の中の問題点はどこにあるのか，さまざまな状況を想定しておく必要があるでしょう．

助産師　セッションを行っていく中で，患者様とトモコちゃん，つまり，今実際には目の前にいない相手との関係も変化していったということでしょうね．亡くなられた方との関係を実際に変化させることはできませんが，ご本人の中のトモコちゃんのイメージ，すなわちご本人の認知を変化させることはできますよね．

精神科医　患者は対象の内的イメージに向かっているという視点で，心理状態を把握することが大切だと思います[16,17]．

助産師　患者の気持ちの中における患者と対象の関係の改善を目指すの

が，心理援助だということですよね．

もう一つ，今日の面接でとても印象的だったのが，患者様が何度も「ありがとう」「感謝している」とおっしゃっていたことです．第1回のセッションのときには孤独感の訴えがありましたが，今は周囲の人々との深いつながりを感じていらっしゃるようですね．

精神科医　患者様はトモコちゃんとの死別体験を通して，他者との関係性に肯定的な変化が生まれていますね．つまり，posttraumatic growth（PTG）を体験されたのだと考えられます．

助産師　PTGとは，具体的にどのような体験ですか？

精神科医　外傷的な出来事や体験から，もがき苦しむことによって生ずるポジティブな心理的変容をPTGと呼んでいます[18]．具体的には，先ほどの他者との関係がより親密になることや，人生への感謝が生まれること，自分に何か出来ることはないかといった新たな可能性を見いだすことなどが成長の内容として挙げられています．単なる楽観性とは違います[19]．

助産師　心理療法の中では，どのように位置づけられるのでしょうか．

精神科医　トラウマ体験は人の心理状態に悪い影響だけもたらすものなのでしょうか．人間はさまざまな出来事を受身的に体験するだけではありません．不幸な体験をするからこそ，そこに内在する意味や恩恵を発見する行動を誘発し，そうしたことの洞察がパーソナリティの成熟[20]や，適応的対処の基礎になるとの議論は1990年代にAffleckらによってなされるようになりました[21]．トラウマの程度は，それに引き続いて発生する心的外傷後ストレス障害（posttraumatic stress disorder; PTSD）の程度と関連する一方で，トラウマ後の成長とも関連しているのです[22-26]．しかし，PTSDの程度とトラウマ後の成長の間に明確な線形の関連は見られず[27,28]，むしろ逆U字の関係があるとも言われています．つまり，中程度のPTSDは成長を促しますが，極度のPTSDは成長を抑制するようです[29]．

助産師　PTGは，人間がトラウマ体験から回復するときの免疫機能のようなものなのですね．ところで，セッションはあと2回ですが……．

精神科医　ぜひ，今回の経過と治療内容の振り返りをしましょう．そして，われわれとも別れるのですから，その感情について取り上げましょう．

（村瀬 由利子，北村 俊則）

引用文献

1) Worden JW: Grief counselling and grief therapy: A handbook for the mental health practitioner. 4th edition, Springer, 2008.
2) Prigerson HG, et al: Consensus criteria for traumatic grief. A preliminary empirical test. Br J Psychiatry, 174: 67-73, 1999.
3) Frances A: Saving normal: An insider's revolt against out-of-control psychiatric diagnosis, DSM-5, big pharma, and the medicalization of ordinary life. Harper Collins, 2013.
4) 北村俊則：だれでもできる精神科診断用構造化面接：SCID 入門. 北村メンタルヘルス研究所, 2013.
5) Danesh HB: Anger and fear. Am J Psychiatry, 134: 1109-1112, 1977.
6) Likierman M: The function of anger in human conflict. Int Rev Psychoanal, 14: 143-161, 1987.
7) 北村俊則：周産期メンタルヘルススタッフのための心理介入教本. 北村メンタルヘルス研究所, 2013.
8) Wilhelm K, et al: Sex differences in depressiogenic risk factors and coping strategies in a socially homogeneous group. Acta Psychiatr Scand, 88: 205-211, 1993.
9) Tamres LK, et al: Sex differences in coping behavior: a meta-analytic review and an examination of relative coping. Pers Soc Psychol Rev, 6: 2-30, 2002.
10) Sheu HB, et al: An exploratory study of help-seeking attitudes and coping strategies among college students by race and gender. Meas Eval Couns Dev, 37: 130-143, 2004.
11) Andou J, et al: Gender differences in recognising depression in a case vignette in a university student population: Interaction of participant and vignette subject gender with depressive symptomatology. Open J Psychiatr, 3: 384-392, 2013.
12) Robertson JM, et al: Overcoming the masculine mystique: Preferences for alternative forms of assistance among men who avoid counseling. J Couns Psychol, 39: 240-246, 1992.
13) Wisch A, et al: The impact of gender role conflict and counseling technique on psychological help seeking in men. Sex Role, 33: 77-89, 1995.
14) Shear MK: Complicated grief treatment: the theory, practice and outcomes. Bereave Care, 29: 10-14, 2010.
15) 水島弘子：臨床家のための対人関係療法入門ガイド. 創元社, 2009.
16) Bowlby J: Grief and mourning in infancy and early childhood. Psychoanal Study Child, 15: 9-52, 1960.
17) Bowlby J: Processes of mourning. Int J Psychoanal, 42: 317-340, 1961.
18) Calhoun LG, et al: Facilitating Posttraumatic Growth: A Clinician's Guide. Routledge, 1999.
19) Bostock L, et al: Posttraumatic growth and optimism in health-related trauma: a systematic review. J Clin Psychol Med Settings, 16: 281-296, 2009.
20) Peterson C, et al: Strength of character and posttraumatic growth. J Trauma Stress, 21: 214-217, 2008.
21) Affleck G, et al: Construing benefits from adversity: adaptational significance and dispositional underpinnings. J Pers, 64: 899-922, 1996.
22) Hall BJ, et al: The psychological impact of impending forced settler disengagement in Gaza: trauma and posttraumatic growth. J Trauma Stress,

21: 22-29, 2008.
23) Maercker A, et al: Long-term effects of the Dresden bombing: Relationships to control beliefs, religious belief, and personal growth. J Trauma Stress, 16: 579-587, 2003.
24) Morris BA, et al: Multidimensional nature of posttraumatic growth in an Australian population. J Trauma Stress, 18: 575-585, 2005.
25) Salter E, et al: Posttraumatic growth in child survivor of a road traffic accident. J Trauma Stress, 17: 335-340, 2004.
26) Solomon Z, et al: Posttraumatic stress disorder and posttraumatic growth among Israeli ex-pows. J Trauma Stress, 20: 303-312, 2007
27) Hobfall SE, et al: The impact of resource loss and traumatic growth on probable PTSD and depression following terrorist attacks. J Trauma Stress, 19: 867-878, 2006.
28) Cobb AR, et al: Correlates of posttraumatic growth in survivors of intimate partner violence. J Trauma Stress, 19: 895-903, 2006.
29) Levine SZ, et al: Posttraumatic growth in adolescence: examining its components and relationship with PTSD. J Trauma Stress, 21: 492-496, 2008.

おわりに

　わが国の精神医療は時代とともに注目される分野・領域が変化しています．1990年代に入り，これまで精神科医にとって最も関心度の高かった統合失調症や気分障害に加え，認知症という分野がそれまで以上に注目されるようになりました．急速に進む高齢化社会という時代を反映し，精神科病院に認知症治療専門病棟が登場するようにもなりました．それからおよそ10年して，精神科医が小児精神疾患の分野にも関わるようになりました．「親とこどもの診療科」，「大人の発達障害」という，それまでの精神医療ではあまり耳にしない言葉が登場し，今は当たり前のように使われています．認知症や発達障害という分野は，いわゆる"一般的な"精神科医がいささか苦手とする分野でもあり，それらの啓蒙と取り組みが遅れたように感じています．

　そしてさらに10年を経て精神医療の分野で，周産期メンタルヘルスの分野が未だ大きな波とはいえませんが注目されてきたように感じています．これまでは"一般的な"精神科医にとって馴染みが薄く，きわめて一部の，しかし非常に洗練された精神科医による専門領域に留まっているように思います．

　現在の周産期メンタルヘルスは産科医や助産師，薬剤師の精力的な取り組みにより支えられています．また，日々献身的に周産期メンタルヘルスに取り組んでいるメンタルクリニックもあり，行政と緊密に連携し輝かしい実績を上げています．しかし，本来は総合病院，特に精神科スタッフの多い大学附属病院などにおいて多職種によるチーム医療を実践する姿こそが最も望ましいのではないでしょうか．このようなチーム医療を円滑に行えるようにするためには，単に教科書的，辞書的な専門書だけではなく，実際に「どのような職種のスタッフが」，「どのようなことに配慮して」，「どのような援助を」，「どのような時期に」，「どのような医療スタッフと連携して」，実践していくかが求められます．本書はそのようなニーズに応えるべく作成されたと理解していただきたい．

　本書を作るにあたり，どのような症例を想定するかという問題について，それぞれの著者の方々が大変苦労されたことは想像に難くありません．あらためてその熱意，誠意，そしてご努力に心より感謝申し上げる次第です．この書籍の作り方はある意味試行錯誤的で実験的であり，それゆえに症例を読まれてその対応に疑問を持たれる読者もいるかもしれません．しかし何よりも重要なことは，わが国における周産期メンタルヘルスに今までになく全国規模で関心がもたれるようになったこの時期に，本書が初の実践的な成書として出版されたということです．そこに大変大きな意義があると考えています．時代のニーズや医療行政の変化とともに，あるべき対応の姿が変わることも予想されます．ゆえに今後もこの本が繰り返し改訂され，読者の皆さんにとり有益となり続けることを願っています．

　最後に，南山堂の皆さんには完成までに多くの時間を費やし，ようやく出版に至ったことに衷心よりお礼申し上げます．すでに出版されている「妊娠と授乳」や「向精神薬と妊娠・授乳」とともに，本書が周産期メンタルヘルスにご興味いただいている読者の皆様にとって一助になることを願っています．

2016年7月

編者を代表して　鈴木 利人

INDEX

欧文

AAS ··· 106
ADHD ··· 28
ALSPAC ······································ 28, 29
ART ·· 3, 23, 121
CBT ·· 35
EPDS ··· 33, 146
FGA (first-generation antipsychotics) ········ 10, 17
GAF ·· 194
GCU ·· 153
IPT ··· 35
IPV ··· 105
LactMed ·· 145
LAI (long-acting injection) ·· 45
MARTA (multi-acting receptor targeted antipsychotics) ·· 56
mECT ··· 8, 13
MIBS ··· 181
MSW ···································· 44, 81, 100
NICEガイドライン ······························ 32
NICU ··· 153
PBQ ·· 181
PDSS ·· 33
PHQ-9 ·· 33
PNAS (postnatal adaptation syndrome) ············· 17, 70, 83
PPHN (persistent pulmonary hypertension in neonate) ·· 17, 83
PTG (posttraumatic growth) ·· 200
PTSD ······································· 105, 201
PVS ··· 107
RID (relative infant dose) ················· 18, 59, 71, 99, 138
SGA (second-generation antipsychotics) ········ 10, 16
shared decision making ···· 124
SIGN ·· 32
SNRI (serotonin/noradrenaline reuptake inhibitor) ············· 17

SSRI (selective serotonin reuptake inhibitor) ····· 17, 119
TTTS (twin-twin-transfusion syndrome) ·························· 3
VAWS ··· 106
WHO-DAS2.0 ·································· 194
Whooleyの2項目質問票 ············· 33

あ行

赤ちゃんへの気持ち質問票 ···· 181
アプガースコア ···························· 58
アリピプラゾール ········· 43, 160, 171
アレキシシミア ···························· 93
異所性妊娠 ································ 118
医療者の言動による苦痛 ········ 123
医療ソーシャルワーカー
 ···································· 44, 80, 100
医療保護入院 ···························· 135
陰性感情 ···································· 102
インターモデル ························ 151
うつ病 ···························· 13, 29, 117
エジンバラ産後うつ病自己評価票
 ··· 33, 146
エスシタロプラム ···················· 160
エブスタイン心奇形 ···················· 17
援助希求 ···································· 112
オランザピン ············· 56, 160, 171

か行

ガイデッドセルフヘルプ ·········· 91
開放病棟 ···································· 136
確認強迫 ······································ 75
過食嘔吐 ······································ 86
過食性障害 ·································· 90
家庭訪問 ························· 35, 81, 137
カルバマゼピン ················ 160, 171
危険因子 ································ 13, 29
気分安定薬 ·································· 17
気分障害 ······································ 12
基本的共感 ······························· 195
虐待 ·· 24
虐待アセスメント尺度 ············ 106

境界性パーソナリティ障害 ·· 88, 96
共同決定 ···································· 124
強迫観念 ······································ 76
強迫行為 ······································ 76
強迫性障害 ·································· 73
クエチアピン ······················ 160, 171
クライシスプラン ···················· 144
クロザピン ································ 160
行為障害 ······································ 28
抗うつ薬 ······································ 17
抗精神病薬 ·································· 17
 ——, 第一世代 ············ 10, 17, 53
 ——, 第二世代 ············ 10, 16, 53
向精神薬 ······································ 17
 ——による体重増加 ············ 68
後発妊産婦死亡 ························· 27
高齢妊婦 ······································ 24
高齢不妊 ···································· 121
混合病相 ···································· 154

さ行

催奇形性 ······································ 17
再発リスク ·································· 16
産後うつ病
 ················ 13, 35, 142, 155, 165, 183
産後ケア ······································ 22
産後ケア事業 ······················ 22, 149
産後ケアセンター ···················· 149
産後精神病 ···································· 6
産褥精神病 ················ 6, 31, 36, 132
産前うつ病 ·································· 35
持効性注射剤 ······························ 45
死産経験 ···································· 192
自然奇形発生率 ·························· 15
失感情症 ······································ 93
失コントロール感 ······················ 88
児童虐待防止法 ·························· 24
児童福祉法 ·································· 25
修正型電気けいれん療法 ···· 8, 13
出生前診断 ···································· 2
授乳 ·· 59
助産師外来 ·································· 20

女性に対する暴力スクリーニング
　　尺度 ………………………… 106
自立支援医療制度 …………… 146
神経管欠損 ……………………… 17
神経性過食症 …………………… 88
人工授精 ………………… 118, 120
新生児遷延性肺高血圧症
　　……………………… 17, 70, 83
新生児不適応症候群 … 17, 70, 83
心的外傷後ストレス障害 … 105, 201
錐体外路症状 ………………… 172
健やか親子21 ………………… 190
精液性状低下 ………………… 120
生殖補助技術 ……………… 3, 23, 121
精神科救急 …………………… 135
　　──情報センター ……… 135
精神科構造化面接法 …………… 76
精神看護専門看護師 ………… 173
精神保健指定医 ……………… 133
摂食障害 ………………………… 86
　　──に関する質問紙 ……… 94
絶対過敏期 ……………………… 66
セルトラリン ………………… 160
セロトニン・ノルアドレナリン
　　再取り込み阻害薬 ………… 17
選択的セロトニン再取り込み
　　阻害薬 ………………… 17, 119
躁うつ病 ……………………… 169
双極性障害
　　…… 14, 30, 36, 153, 155, 165, 169
双極性スペクトラム障害 …… 175
双極Ⅱ型障害 ………………… 155
相対過敏期 ……………………… 66
双胎間輸血症候群 ……………… 3
相対乳児摂取量
　　………………… 18, 59, 71, 99, 138
措置入院 ……………………… 135

た 行

第一世代抗精神病薬 …… 10, 17, 53
体外受精 ………………… 118, 120
胎児異常 ………………………… 3
胎児スクリーニング …………… 2
胎児超音波検査 ………………… 2

対人関係－社会リズム療法 … 157
対人関係療法 …………… 35, 198
第二世代抗精神病薬 … 10, 16, 53
タイミング法 ………………… 120
多元受容体標的化抗精神病薬 … 56
多職種連携 …………………… 150
炭酸リチウム
　　………… 14, 17, 139, 160, 170, 171
注意欠如・多動性障害 ………… 28
電気けいれん療法 …………… 139
　　──，修正型 …………… 8, 13
統合失調症 …………………… 9, 42
糖尿病合併妊娠 ………………… 4
特定妊婦 ……………… 24, 99, 190
トリアゾラム ……………… 51, 60

な 行

二分脊椎 ……………………… 17
日本生殖医療心理カウンセリング
　　学会 ………………………… 129
日本不妊カウンセリング学会 … 129
任意入院 ……………………… 135
妊娠高血圧症候群 ……………… 56
妊娠糖尿病 ……………………… 54
妊娠と薬外来 ………………… 145
認知行動療法 ……………… 35, 92

は 行

配偶者暴力被害相談
　　センター …………………… 111
排卵障害 ……………………… 120
排卵誘発 ……………………… 120
ハイリスク妊娠 ………… 2, 23, 166
バックグラウンドリスク ……… 15
パートナーからの暴力 ……… 104
パートナーの暴力判定尺度 … 106
パニック障害 …………………… 62
パニック発作 …………………… 62
パリペリドン ………………… 160
バルプロ酸ナトリウム
　　………………… 14, 17, 160, 170, 171
ハロペリドール ………………… 52
悲哀 …………………………… 192
悲哀カウンセリング ………… 192

悲哀過程 ……………………… 198
悲哀反応 ……………………… 193
ピアサポート …………………… 35
広場恐怖 ………………………… 62
　　──を伴うパニック障害 … 63
ファミリーサポートセンター
　　……………………… 114, 173
フェノチアジン系薬剤 …… 17, 56
複雑性悲嘆障害 ……………… 194
服薬アドヒアランス …………… 59
ブチロフェノン系薬剤 ………… 17
不妊治療 ……………………… 117
不妊と不妊治療に関係して生じる
　　苦痛 ………………………… 122
プローブ ……………………… 195
閉鎖病棟 ……………………… 136
ペットボトル症候群 …………… 56
ベンゾジアゼピン系薬剤 … 51, 57
訪問看護 ……………………… 146
母子保健法 ……………………… 25
母乳保育 ………………………… 60
ボンディング ………………… 178
ボンディング障害 …………… 177

ま〜ら 行

マタニティブルーズ …… 13, 155
マルチモデル ………………… 151
むちゃ食い障害 ………………… 90
養育サポート ………………… 114
要保護児童対策地域協議会
　　（要対協） …………………… 25
予期不安 ………………………… 63
ラモトリギン ………… 160, 171
卵管性不妊症 ………………… 120
リスペリドン ………… 160, 171
リチウム中毒 ………………… 139

クロストークから読み解く
周産期メンタルヘルス　　　　©2016

定価（本体 3,500 円＋税）

2016年8月1日　1版1刷

編　者　　岡野　禎治
　　　　　鈴木　利人
　　　　　杉山　　隆
　　　　　新井　陽子

発行者　　株式会社　南山堂
　　　　　代表者　鈴木　肇

〒113-0034　東京都文京区湯島4丁目1-11
TEL 編集(03)5689-7850・営業(03)5689-7855
振替口座　00110-5-6338

ISBN 978-4-525-38061-8　　　　Printed in Japan

本書を無断で複写複製することは，著作者および出版社の権利の侵害となります．
JCOPY　<（社）出版者著作権管理機構 委託出版物>
本書の無断複写は著作権法上での例外を除き禁じられています．複写される場合は，
そのつど事前に，（社）出版者著作権管理機構（電話 03-3513-6969，FAX 03-3513-6979，
e-mail: info@jcopy.or.jp）の許諾を得てください．

スキャン，デジタルデータ化などの複製行為を無断で行うことは，著作権法上での
限られた例外（私的使用のための複製など）を除き禁じられています．業務目的での
複製行為は使用範囲が内部的であっても違法となり，また私的使用のためであっても
代行業者等の第三者に依頼して複製行為を行うことは違法となります．